「十三五」国家重点图书出版规划项目

中医古籍名家

点评 丛书

总主编◎ 吴少祯

清·严振◎编

黄龙祥◎点评

黄幼民◎点校

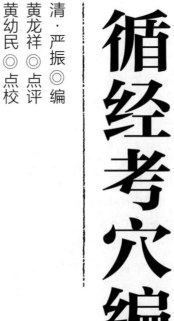

循经考穴编

中国健康传媒集团

中国医药科技出版社

图书在版编目（CIP）数据

循经考穴编／（清）严振编；黄龙祥点评 .—北京：中国医药科技出版社，
2021. 11

（中医古籍名家点评丛书）

ISBN 978 - 7 - 5214 - 2656 - 4

Ⅰ.①循… Ⅱ.①严… ②黄… Ⅲ.①针灸疗法 - 中
国 - 清代 Ⅳ.①R245

中国版本图书馆 CIP 数据核字（2021）第 142291 号

美术编辑 陈君杞
版式设计 南博文化

出版 **中国健康传媒集团** | 中国医药科技出版社

地址 北京市海淀区文慧园北路甲 22 号

邮编 100082

电话 发行：010 - 62227427 邮购：010 - 62236938

网址 www. cmstp. com

规格 710 × 1000mm $^1/_{16}$

印张 9 $^1/_2$

字数 131 千字

版次 2021 年 11 月第 1 版

印次 2021 年 11 月第 1 次印刷

印刷 三河市万龙印装有限公司

经销 全国各地新华书店

书号 ISBN 978 - 7 - 5214 - 2656 - 4

定价 **29. 00 元**

获取新书信息、投稿、
为图书纠错，请扫码
联系我们。

出版者的话

　　中医药是中国优秀传统文化的重要组成部分之一。中医药古籍中蕴藏着历代名家的思维智慧与实践经验。温故而知新，熟读精研中医古籍是当代中医继承、创新的基石。新中国成立以来，中医界对古籍整理工作十分重视，因此在经典、重点中医古籍的校勘注释，常用、实用中医古籍的遴选、整理等方面，成果斐然。这些工作在帮助读者精选版本、校准文字、读懂原文方面发挥了良好的作用。

　　习总书记指示，要"切实把中医药这一祖先留给我们的宝贵财富继承好、发展好、利用好"，从而对弘扬中医药学、更进一步继承利用好中医药古籍提出了更高的要求。为此我们策划组织了《中医古籍名家点评丛书》，试图在前人整理工作的基础上，通过名家点评的方式，更进一步凸显中医古代要籍的学术精华，为现代中医药的发展提供借鉴。

　　本丛书遴选历代名医名著百余种，分批出版。所收医药书多为传世、实用，且在校勘整理方面已比较成熟的中医古籍。其中包括常用经典著作、历代各科名著，以及古今临证、案头常备的中医读物。本丛书致力于将现有相关的最新研究成果集于一体，使之具备版本精良、校勘细致、内容实用、点评精深的特点。

参与点评的学者，多为对所点评古籍研究有素的专家。他们学验俱丰，或精于临床，或文献功底深厚，均熟谙该古籍所涉学术领域的整体状况，又对其书内容精要揣摩日久，多有心得。本丛书的"点评"，并非单一的内容提要、词语注释、串讲阐发，而是抓住书中的主旨精论、蕴含深义、疑惑谬误之处，予以点拨评议，或考证比勘，溯源寻流。由于点评学者各有专擅，因此点评的形式风格也或有不同。但其共同之点是有益于读者掌握、鉴识所论医籍或名家的学术精华，领会临床运用关键点，解疑破惑，举一反三，启迪后人，不断创新。

我们对中医药古籍点评工作还在不断探索之中，本丛书可能会有诸多不足之处，亟盼中医各科专家及广大读者给予批评指正。

中国医药科技出版社

2017年8月

❁ | 余序

作为毕生研读整理、编纂古今中医临床文献的一员，前不久，我有幸看到张同君编审和全国诸多相关教授专家们合作编撰《中医古籍名家点评丛书》的部分样稿。感到他们在总体设计、精选医籍、订正校注，特别是名家点评等方面卓有建树，并能将这些名著和近现代相关研究成果予以提示说明，使古籍的整理探索深研，呈现了崭新的面貌。我认为这部丛书不但能让读者系统、全面地传承优秀文化，而且有利于加强对丛书所选名著学验主旨的认识。

在我国优秀、靓丽的文化中，岐黄医学的软实力十分强劲。特别是名著中的学术经验，是体现"医道"最关键的文字表述。

《礼记·中庸》说："道也者，不可须臾离也。"清代徽州名儒程瑶田说："文存则道存，道存则教存。"这部丛书在很大程度上，使医道和医教获得较为集中的"文存"。丛书的多位编集者在精选名著的基础上，着重"点评"，让读者认识到中医药学是我国优秀传统文化中的瑰宝，有利于读者在系统、全面的传承中，予以创新、发展。

清代名医程芝田在《医约》中曾说："百艺之中，惟医最难。"特别是在一万多种古籍中选取精品，有一定难度。但清代造诣精深的名医尤在泾在《医学读书记》中告诫读者说："盖未有不师古而有济于今者，亦未有言之无文而能行之远者。"这套丛书的"师古济今"十分昭著。中国医药科技出版社重视此编的刊行，使读者如获宝璐，今将上述感言以为序。

中国中医科学院

余瀛鳌

2017年8月

目录 | Contents

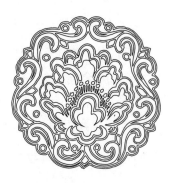

---

① [循经]：底本目录无，据本书正文补。以下方括号中补字，均据正文补。

附图

《循经考穴编》共 2 卷，清代严振编于清初。该书是继元代滑伯仁《十四经发挥》、明代杨珣《针灸集书》之后的又一部循经考穴专著，但较之前二书，更详于腧穴的考辨。

一、成书背景

《循经考穴编》原未题作者名，而书末有"背部图八髎穴辨""膺腹部穴图辨"论文两篇，署名分别题作"严振""严振漫翁"，其中"漫翁"应是严振的"自号"。通过对比发现，正文中相关腧穴下的按语与此两篇观点完全相符，可见该书的编者即是书末论文的作者——严振。

关于《循经考穴编》的成书年代，从其引用文献看，该书中已录有明末天启四年（1624）刊的《类经图翼》及崇祯元年（1628）刊的王日逵《黄帝内经素问灵枢经合类》的文字，则《循经考穴编》成书时间不早于清代初年。又按此书的内容及附图有不少与清初王宏翰《医学原始》（成书于康熙二十七年）相同或相近，故《循经考穴编》的成书年代与《医学原始》相近，即成书于康熙年间。

此书未见刊行，也未见书目著录。现存有清康熙写本 1 部 2 册，原系范氏栖芬室藏，现归中国中医科学院图书馆收藏。此本无栏格、版框，书中"玄"字或避或不避，反映了康熙年间避讳不严的特点。

1955 年群联出版社据上述抄本影印出版,影印时将原书中红笔描改的字大多直接改正。1959 年上海科学技术出版社又据影印本出版了排印本,此本脱文较多,对原文也做了直接校改,未出校记。

二、主要学术思想

《循经考穴编》主要取材于《针灸集书》《针灸聚英》《针灸大成》《奇经八脉考》及窦氏针书。具体而言,除卷首两篇绪论"十二经阴阳传注""内景赋"直接抄自《针灸集书》《类经图翼》外,其余各篇均系综合诸家文献,参以已见编辑而成。其中十二经各经前的脏腑总论录自《针灸聚英》,经络循行正文及注文系综合《针灸聚英》《针灸集书》二书合编而成,腧穴主治症则取材于《针灸大成》《针灸聚英》、窦氏针书,刺灸法内容则主要采自《针灸大成》、窦氏针书,腧穴定位则兼取《针灸大成》、窦氏针书及"广注"(书名不详)。"附:奇经八脉"篇主要抄自王日逵《黄帝内经素问灵枢经合类》卷三《附奇经八脉篇》及李时珍《奇经八脉考》。

《循经考穴编》引用文献非常丰富,保存了凌氏针书、窦氏针书、"广注"及"欧希范五脏图"等已佚医书的佚文,具有很高的文献价值。而且严振还以专论及按语的形式,对针灸腧穴的有关问题进行了大量的考证,"背部图八髎穴辨""膺腹部穴图辨"两篇专论,论述了始见于何柬《医学统宗》、徐春甫《古今医统大全》的"背部穴图""腹部穴图"中的错误,因而较前代针灸腧穴书,此书的腧穴定位更具体,刺灸法、主治症更全面,更切合临床实际。

严振个人的学术观点主要体现在正文按语中,更集中体现于书中 4 篇手足三阴三阳经穴总论以及书末所附两篇考穴专论"背部图八髎穴辨""膺腹部穴图辨"。严氏从纵、横两个维度标明相邻经穴的位置关系,对于临床取穴颇有帮助。1957 年南京中医学院(现南京中医药大学)编撰针灸学教材《针灸学》(该书是 1961 年全国高等院校中医专业统编教材《针灸学讲义》的蓝本）时，将《循行考穴编》作为7种针灸古典文献之一引用，其文献、学术价值之高由此可见一斑。

三、学习要点

1. 明晰学术源流

《十四经发挥》《针灸集书》《循经考穴编》分别是元、明、清循经考穴的代表作。要正确理解《循经考穴编》的学术渊源及文本结构，还须参看元、明两部代表作。

《循经考穴编》直接引录的基本文献有《针灸集书》《针灸聚英》《针灸大成》、3卷本《铜人腧穴针灸图经》、《窦太师针经》及一部书名未详的针灸书（《循经考穴编》引作"广注"者）。最为可贵的是，该书引录了明代针灸大家凌云的遗书原文共18条，此外还引录了大量金元针灸大师窦汉卿针法遗文。

明代针灸大家凌云，针术神妙。惜其针书未曾刊行传世，嘉靖中高武编《针灸聚英》时仅从凌氏写本针书中转录"拦江赋"一首（作者不详），余皆未言及。其他明清医书也未见引录，因而长期以来人们对凌氏针法无从了解。今《循经考穴编》明确引录了凌氏针书原文18条，弥足珍贵。

《循经考穴编》所载腧穴刺灸法项下，多录有"一法"之文，内容多与吴崑《针方六集·神照集》卷一所引"窦氏"文相同。据笔者考察，本书"一法"下所引文字抄自当时流行的一种《窦太师针经》传本，是研究窦太师针灸学术思想的重要资料。

2. 总论、各论相对照

本书载有集中体现严振循经考穴学术观点的4篇总论和两篇穴辨，即"手三阴经穴总论""手三阳经穴总论""足三阴经穴总论""足三阳经穴总论""背部图八髎穴辨""膺腹部穴图辨"。阅读正文时，须与4篇总论和两篇穴辨的总论对照，才能更准确、更完整地理解严氏的本意。例如"手少阴之经"篇曰："**阴郄**穴在掌后脉中，去腕五分。广注：当是神门斜下一寸。(*按：此句最有分晓，要知神门穴斜上于锐骨，少阴之经，微曲而向外，必斜下一寸，则少阴之经，仍从内行，与太阳小肠异矣。*)"如果不读"手三阳经穴总论"，就不能确定此条按语出自严氏之笔，更不能理解其所说"此句最有分晓"的深意。

3. 熟悉编撰体例

本书版式复杂，须仔细辨识方可正确解读。原书中腧穴部顶格书文字为十四经循行及病候正文；低一格者为注文及循经考穴文字；低二格者为腧穴注解，系对注文的注释。3 层文字相互交织，易造成误解。

为便于阅读，今点评本特做如下处理：顶格书之正文排小四宋体；原书低一格之注文排小四仿宋；低二格之腧穴内容排五号仿宋，其中的双行小字注文排小五仿宋，外加括号；穴名排黑体；整理者的点评文字前冠以"点评"二字，排小四楷体。校勘体例：凡底本误字可据校本改正者，则于误字后标明正字并加圆括号"（）"；底本缺字据校本补者，于所补文字外加方括号"［］"。

原文中的一些字词均据文义改为通用字词，如："趺""跗"改为"跗"；"骱"改为"胻"；"傍"改为"旁"；"分岐"改为"分歧"；"补写"改为"补泻"；"肠癖"改为"肠澼"；"肩髆"改为"肩膊"；"著"改为"着"；"痓"改为"痉"；"颠"改为"癫"；"已下"改为"以下"；"已上"改为"以上"；"鬲"改为"膈"；"蚤"改为"早"等。底本为竖排繁体，故表示行文前后之"右""左"分别径改为"上""下"。

黄龙祥
2021 年 3 月

十二经阴阳传注

《黄帝内经》云：

《史纪（记）·五帝纪》曰：帝姓公孙，讳轩辕，有熊国君之子也。《索隐》曰：帝有土德之瑞，故称黄帝。《内经》者，班固《艺文志》云《黄帝内经》十八卷，《素问》即其经之九卷也，兼《灵枢》九卷，乃其数焉。内者，深奥之意；经者，载道之书也；《内经》者，所谓三坟之书，言大道深奥之义者也。

凡人两手足，各有三阴脉、三阳脉，以合为十二经脉也。

合，聚也。凡者，概举之辞也。脉者，血脉，"蟍"同，《说文》曰：血理之分表①形②体者曰脉。又幕也，幕络一体也。盖人禀天真之气，运行荣卫，出入脏腑，循环无已者，脉也。又荣卫③之脉道也，行血气通阴阳者也。又《脉要精微论》曰：脉者，血之府。启玄子注云：府，聚也。言血之多少皆聚于此经脉之中也。手足各有三阴脉者，太阴、少阴、厥阴也；手足各有三阳脉者，太阳、少阳、阳明也。合聚此手足三阴三阳之脉，则为十二经也。

手之三阴，从胸走至手；手之三阳，从手走至头；足之三阳，从头下走至足；足之三阴，从足上走入腹。络脉传注，周流不息，故经脉者，行血气，通阴阳，以荣于身也。

《灵枢经·脉度篇》云"手之六阴""足之六阳"，盖从其左右言之也。《难经·二十三难》曰：手三阳之脉从手至头，长五尺，五六合三丈；手三阴之脉从手至胸中，长三尺五寸，三六一丈八尺，五六三尺，合二丈一尺；足三阳之脉从足至头，长八尺，六八合四丈八尺；

---

① 表：《针灸集书》同，系"表"之形误。
② 形：应据《说文》作"行"字。
③ 荣卫：《针灸集书》作"行荣血"。

足三阴之脉，从足至胸，长六尺五寸，六六三丈六尺，五六三尺，合三丈九尺；人两足跷脉从足至目，长七尺五寸，二七一丈四尺，二五一尺，合一丈五尺；督脉、任脉，各长四尺五寸，二四八尺，二五一尺，合九尺。凡脉长一十六丈二尺也。络脉传注，周流不息者，《灵枢经·脉度篇》云：此气之大经隧也。经脉为里，支而横者为络，络之别者为孙络。《习医直格》云：络者，正经脉道旁小路，如支络孙络之类也，皆运行气血之脉道，各宗于本经焉。传者，转也，转而相传也。注者，灌注也。周者，周遍也。流者，水行也。息者，止也。如手太阴之脉，传于手阳明之经，转相传注至足厥阴，复传于手太阴之经，如水之流行，灌注经络，周遍一身，运行不息，如环无端。故曰：经脉者，行血气，通阴阳，以荣于身者也。

其始从中焦，注手太阴、阳明，阳明注阳足（足阳）明、太阴。

上阳明者，手阳明大肠经也；下阳明者，足阳明胃之经也。太阴，上谓太阴肺，下谓太阴脾也。《灵枢经·经脉篇》云：肺手太阴之脉，起于中焦，终于大指内侧端；大肠手阳明之脉，起于大指次指之端，终于上挟鼻孔，自此交入足阳明胃之经；足阳明之脉，起于鼻，终于别跗上，入大趾，出其端，自此交入足太阴脾经，所谓"阳明注足阳明、太阴"者也。

太阴注手少阴、太阳。

《灵枢经·经脉篇》云：脾足太阴之脉，起于大趾之端，终于注心中，自此交入手少阴心经；手少阴之脉，起于心中，终于小指之内，出其端，自此交入手太阳小肠经。所谓"太阴注手少阴、太阳"者也。

太阳注足太阳、少阴。

《灵枢经·经脉篇》云：小肠手太阳之脉，起于小指之端，终于目内眦，自此交入足太阳膀胱经；足太阳之脉，起于目内眦，终于足小趾外侧，自此交入足少阴肾经。所谓"太阳注足太阳、少阴"者也。

少阴注手心主、少阳。

《灵枢经·经脉篇》：肾足少阴之脉，起于小趾之下，终于注胸中，自此交入手厥阴心包络；手厥阴之脉，起于胸中，终于小指次指，出其端，自此交入手少阳三焦经。所谓"少阴注手心主、少阳"也者①。

少阳注足少阳、厥阴。

《灵枢经·经脉篇》云：三焦手少阳之脉，起于小指次指之端，终于注目锐眦，自此交入足少阳胆经；足少阳之脉，起于目锐眦，终于大趾歧骨内，出其端，还贯爪甲，出三毛，自此交入足厥阴肝经。所谓"少阳注足少阳、厥阴"者也。

厥阴复注太阴。

《灵枢经·经脉篇》云：肝足厥阴之脉，起于大趾丛毛之际，终于别贯膈，复注于手阴太（太阴）肺经。所谓"厥阴复注太阴"者也。

其气常以平旦为纪，以漏水下百刻。

气者，营气也。常者，久也，每也。平旦者，寅时也。纪者，纲纪也。言营气常以寅时为纲纪，复会于手太阴，自中焦为始而行。以漏水下百刻者，言营气所行，常合于每日漏水下百刻之法也。

昼夜流行，以天同度，周而复始也。

昼夜者，日出为昼，日落为夜也。度者，周天之度，三百六十五度四分度之一也，每日日行一度，周天二十八宿。人之营气，一呼脉行三寸，一吸脉行三寸，呼吸定息，脉行六寸，十息气行六尺，二百七十息，气行十六丈二尺，一万三千五百息，则气行五十周于身，计八百一十丈也。所谓始于太阴肺经，终于厥阴肝经，一昼一夜，营卫流行，与天同度，终而复始也。

【点评】此篇"十二经阴阳传注"录自杨珣《针灸集书》"经络起止腧穴交会图解"篇。

---

① 也者：《针灸集书》原作"者，此也"，义顺。

内景赋

夫人生根本兮由乎元气，表里阴阳兮升降沉浮。出入运行兮周而复始，神机气立兮生化无休。经络兮行乎肌表，脏腑兮通于咽喉。喉在前，其形建（坚）健；咽在后，其质和柔。喉通呼吸之气，气行五脏；咽为饮食之道，六腑源头。气食兮何能不乱，主宰者会厌分流。从此［兮］下咽入膈，脏腑兮阴阳不侔。五脏者，肺为华盖而上连喉管；肺之下，心包所护而君主可求。此即膻中，宗气所从。膈膜所（周）蔽，清虚上宫。脾居膈下，中州胃同。膜联胃左，运化乃功。肝叶障于脾后，胆腑附于叶东。两肾又居脊下，腰间有脉相通。主闭蛰封藏之本，为二阴天一之宗。此属喉之前窍，精神须赖气充。又如六腑，阳明胃先。腐熟水谷，胃脘通咽。上口称为贲门，谷气从而散宣。输脾经而达肺，诚脏腑之大源。历幽门之下口，联小肠而盘旋。再小肠之下际，有阑门者在焉。此泌别之关隘，分清浊于后前。大肠接其右，导渣秽于便大（大便），膀胱无上窍，由渗泄而通泉。羡二阴之和畅，皆气化之自然。脏腑略备，三焦未言。号孤独之府，擅总司之权。体三才而定位，法六合而象天。上焦如雾兮，霭氤氲之天气；中焦如沤兮，化荣血之新鲜；下焦如渎兮，主宣通乎壅滞。此所以上焦主［内］而不出，下焦主出而如川。又总诸脏之所居，隔高低之非类，求脉气之往来，果何如而相济。以心主之为君，朝诸经之维系。是故怒动于心，肝从而炽。欲念方萌，肾经精沸。构难释之苦思，枯脾中之生意。肺脉涩而气沉，为悲忧于心内。惟脉络有以相通，故气得从心而至。虽诸脏之归心，实上系之连肺。肺气何生，根从脾胃。赖水谷之廪仓，化精微而为气。气旺则精盈，精盈则气盛。此是化源根。坎里藏真命。虽内景之缘由，尚根苗之当究。既云两肾之前，又曰膀胱之后。出大肠之上左，居小肠之下右。其中果何所藏，蓄坎离之交媾。为生气之海，为元阳之窦。辟精血于子宫，司人生之夭寿。称命门者是也，号天根者非谬。使能知地下有雷声，方悟得春光弥宇宙。

【点评】此篇"内景赋"录自张介宾《类经图翼》。

循经考穴编上

手太阴肺 [大肠为之腑]

肺者，相傅之官，治节出焉。膻中者，臣使之官，喜乐出焉。肺六叶两耳，四垂如盖，附于脊之第三椎，中有二十四空，分布诸脏之气，为诸脏之华盖。

肺者，气之本，魄之处也。其华在毛，其充在皮，其主在心，为阳中之太阴，通于秋气。

肺气通于鼻，鼻和则知香臭矣。

肺气绝，则皮毛焦。肺气行于皮毛，气弗荣，则皮毛焦，皮毛焦，则津液去；[津液去]，皮节偏；[皮节偏]，则皮枯毛折；毛折者，则毛先死，丙日笃，丁日死。

手太阴肺之经

是经多气少血，平旦寅时，气血注此，受足厥阴之交，从胸走手，左右共二十二穴。

手太阴之脉起于中焦，下络大肠，还循胃口，上隔属肺。《黄帝针经》《灵枢经》皆云"肺手太阴之脉"，《甲乙经》同，惟"焦"作"膲"。

【点评】《黄帝针经》传本元以后医书罕见引用，此注所引《黄帝针经》系从《针灸集书》转引，后者原文作"手太阴之脉起于中焦经云肺手太阴之脉起于中焦，《黄帝针经》《灵枢经》同，《甲经》"膲"作"焦"（子遥切)"。《循经考穴编》作者严振引用时因正文作"焦"字，遂改注文以使经、注相合，实误也。明刻本、抄本《针灸甲乙经》皆作"焦"字。

起，发也。《三十一难》曰：中焦者，在胃中脘，当脐上四寸之分。络，绕也，兜络之也，犹今人结线为络而兜物也。大肠，注见本经。还，复也。循，巡也，又依也，相次而行也。胃口者，胃上下口，《修明堂诀式》云：胃上口在脐上五寸，上脘穴之分；下口在脐上二寸，下脘穴之分也。膈者，隔也。《内外二景图》云：凡人心下有隔膜，前齐鸠尾，后齐十一椎，周围与脊胁相着，遮隔浊气，不使上薰心肺也。属，会也。肺，注见本脏。言此手太阴之经，受足厥阴之交。起于中焦，以中焦者，胃也，谷气入胃，化其精微，上注于肺。由是循任脉之外，足少阴经之里，以次下行，当脐上一寸水分穴之分，而络绕于大肠，以肺与大肠为表里也。乃复转循本经之外，迤逦上膈，而属会于肺，荣气有所归于本脏也。

【点评】《内外二景图》为宋代朱肱撰，已佚。此注乃据《针灸集书》转引，故不能据此断定《内外二景图》在清代仍传世。

从肺系横出腋下，下循臑内，行手少阴、心主之前，下肘中。

肺系，喉咙也。喉以候气，下接于肺。《四十二难》曰：喉咙广二寸，长一尺二寸。《总录·骨度统论》曰：喉咙以下，为肺系骨者，累累然共十二。又云：头天盖骨下为肺系之本。《通明形气篇》曰：肩下胁上际为腋；臑，臂腹也。《要旨论》曰：膊下对腋处为臑，肩肘之间也。少阴，手少阴心也。心主，手厥阴心包络也。肘，臂节也。《要旨论》曰：臑尽处为肘。前已会属于肺，而此乃自本脏循肺系出而横行，循胸第四行之**中府**穴在云门下一寸，乳上三肋间，动脉应手陷中，广注云：正当华盖旁开六寸。肺之募也(募，结募也。言为经气之所聚)，足太阴脾脉之所会。刺入一分，沿皮向外一寸五分，留五呼，灸五壮。主肺系急，肩背痛，胸满噎塞，喉痹瘿瘤。亦治妇人吹乳，甚验，皆宜泻之、

【点评】《循经考穴编》在引文（包括间接引文）时每见有径引篇名而不举书名之例，若对中医文献不熟悉，很容易将这些篇名误认为已佚古医籍名，故须特别注意辨识。例如上两节中所说"修明堂诀式"系指明正统石刻本及三卷刻本《铜人腧穴针灸图经》卷下所附篇名。"总录骨度统论"他处又作"总录统论""骨度统论""统论"等，均指《圣济总录》第191卷第1篇"骨空穴法"，该篇前有绪论名"骨度统论"。"通明形气篇"系《素问要旨论》第7篇篇名，故此下的"《要旨论》曰"当作"又曰"，否则不熟悉中医古籍的读者很容易将此前后不同表述误作两本不同医书的书名。

云门穴在巨骨下，挟气户（穴属足阳明，在璇玑平开四寸），旁开二寸陷中，动脉应手，举臂取之。广注云：巨骨直下，正当璇玑（穴属任脉，在天突下一寸，膻中上五寸八分），旁开六寸。《铜人》：针三分，灸五壮。《素注》：针七分。一法：针入一分，沿皮向外一寸五分。主烦满呕逆，胸胁彻背痛，宜泻之，

【点评】《素注》是指《素问》王冰注，标作"《素》注"更准确，但通观《循经考穴编》全书，编者将"素注"二字用作书名，故且标作《素注》。

以出腋下，下循臑内历天府穴在腋下三寸，臑内廉动脉中，以鼻取之。广注云：宜直手合掌，眼视中指，取鼻尖点到处是。一法：与乳相平取之亦可。《明堂》：针四分，留七呼。主臑痛，远视眈眈，及鼻衄不止。禁灸，灸令人逆气。一云：紫白癜风，宜灸七壮、

【点评】本书腧穴刺灸法下所引"一法"之文，《针方六集·神

照集》多引作"窦氏"。引文则多见于现存清抄本《窦太师针经》一书，此书有与《玉龙歌》合抄而未题书名者，《循经考穴编》作者严振或引自某种合抄本，因不详书名而以"一法"称引。

侠白穴在天府下一寸，去肘五寸。广注云：外面些动脉中。手太阴之别也。针四分，灸五壮。主心痛短气，干呕烦满，紫白癜风(肺主皮毛。癜风，皮毛疾也，故天府、侠白主之)，

【点评】"广注云：外面些动脉中"，实则上臂脉动在内侧，此"外"字当为"内"之误。关于本穴部位的文字描述，虽然古代文献均采用《黄帝明堂经》"在天府下，去肘五寸动脉中"之说，但是在明正统仿宋针灸铜人上，"天府""侠白""尺泽"均标于臂屈面桡侧，说明最晚在北宋天圣年间，针灸腧穴国家标准制订者们已经将本穴定位在臂屈面桡侧。只是当时人们表面解剖学知识缺乏，没有意识到臂屈面桡侧已经不能触及到动脉搏动，因此在定位描述中仍保留了"动脉中"三字，而《循经考穴编》本穴定位已删去"动脉中"三字。基于此，现代制定新版国家标准时定侠白穴于上臂桡侧，不再以动脉定位，以与《灵枢·经脉》手三阴在上臂的分布相合。

行手少阴、心主之前，下入肘中抵**尺泽**穴在肘中约纹上动脉。广注：当微偏些，筋骨罅中，曲手如弓，方可下针。手太阴肺脉所入为合水。肺实泻之，不可刺深，深则肉陷，恶气归之，为不伸屈。直刺五分，宜泻不宜补。主上气短气，胸胀喘满，癫病，痎疟，咳嗽，喉痹，肘臂挛痛，小儿惊风，

【点评】"广注：当微偏些，筋骨罅中，曲手如弓，方可下针"，据《窦太师针经》尺泽穴定位"在手臂腕中横纹大筋外宛宛中……用手如弓方可下针"，此注文"当微偏些"当作"当微偏外些"。

盖手少阴自心中循臑臂至小指之内，出其端。手心主自胸中循臑臂至中指，出其端。手太阴自中焦循臑臂，至大指之内，出其端。少阴在后，心主处中，而太阴则行乎其前也。

循臂内上骨下廉，入寸口上鱼，循鱼际，出大指之端。《黄帝针经》《灵枢经》《甲乙经》皆同。

《要旨论》曰：肘下为臂，上骨者，臂之上骨也。凡人臂有两骨，一连腕上侧，一连腕下侧。廉，隅也，边也。手掌后高骨旁动脉为关，关前动脉为寸口。掌骨前肥肉际为鱼际穴。曰鱼者，谓掌骨之前，大指本节之后，其肥肉隆起处，统谓之鱼也。端者，杪也。前已抵尺泽，乃复自肘中而下循臂内上骨之下廉**孔最**穴在腕侧上七寸（《甲乙经》云五寸）。广注：去太渊七寸外面些。手太阴之郄也。热病汗不出，灸三壮即出。主咳逆，臂厥痛难屈伸。又云：治吐血失音，咽肿头痛、

【点评】"《甲乙经》云五寸"，今检明刻、明抄本《针灸甲乙经》均作"七寸"，此注引文有误。

列缺穴在手腕侧上去腕一寸五分，以手交叉，取食指尖点到处筋骨罅间。广注：当以通里对。手太阴络，别走阳明。八法：通任脉，配照海为主。《铜人》：刺三分，留三呼，泻五吸，灸七壮。主偏风半身不遂，口眼㖞斜，手腕无力，肘臂瞀痛，痫，疟，惊悸，喉痹喘嗽。凡治偏头风症，针头向上一寸五分；痰饮咳嗽，卧针沿皮向下，透太渊。

按《灵光赋》：偏正头疼泻列缺。列缺本肺穴，而肺脉上不至巅，头风似与此穴无与。诸家俱之者，当是偏头风或属足阳明，实则泻其子也；或属手阳明，肺与大为肠（肠为）表里也，

【点评】列缺治偏正头风，《窦太师针经》《玉龙歌》皆有明言，《四总穴歌》也有"头项寻列缺"说。列缺所以能治头项疾者，以其为手太阴之络，通于手阳明经也。

入寸口之**经渠**穴在寸口之动脉陷中。肺脉所行为经金。直刺三分，留三呼。禁灸，灸伤神明。主手腕疼痛，咳嗽喘促。补之，能回六脉、

太渊一名太泉穴在掌后陷中。广注：掌后内侧横纹头陷中。肺脉所注为俞土。肺虚补之。经曰：肺之原，出于太渊。又曰：脉会太渊。疏曰：脉病治此。每平旦寅时，气血从此始，故曰：寸口者，脉之大要会，手太阴之脉动也。灸三壮，直刺二分。主胸痹逆气，呕哕咳嗽，卧不得息，目病翳瘴（障）。别录：头风面肿痛，牙疼，泻之。肺气胀满，灸二七壮，

以上鱼循**鱼际**穴在手大指本节后内侧散脉陷中。广注：约居横纹后一寸。肺脉所溜为荥火。针入一分，沿皮向外一寸五分。主身热心烦，目眩头痛，酒病恶风，虚劳洒淅。如指肿，棱针出血甚妙。禁灸，

出大指之端，至**少商**而终也穴在手大指内侧，去爪甲角如韭叶许，白肉之际。肺脉所出为井木。治颔肿喉闭，伤风哑声。宜刺一分，沿皮卧针向上三分，以宣泄脏热。或棱针出血亦妙。禁灸。唯癫痫可灸七壮。唐成君绰忽腮颔肿大，喉闭，水粒不下，甄权为刺少商出血，立愈。

其支者，从腕后直出次指内廉，出其端。

《灵枢经·脉度篇》曰：支而横出者为络。盖脉之大隧为经，交经者为络也。《要旨论》曰：臂骨尽处为腕。《灵枢经·经脉篇》曰：手太阴之别，名曰列缺，起于腕上分肉间，别走阳明。本经终于出大指之端矣，此则从腕后列缺穴直行次指内廉，出其端，而交于手阳明，故手阳明起于大指次指之端也。

是动则病肺胀满膨膨而喘咳，缺盆中痛，甚则交两手而瞀，此为臂厥。是主肺所生病者：咳上气，喘渴，烦心胸满，臑臂内前廉痛厥，掌中热。气盛有余则肩背痛，风寒汗出中风，小便数而欠，气虚则肩背痛寒，少气不足以息，溺色变，卒遗矢无度。盛则泻之，虚则补之，热则疾之，寒则留之，陷下则灸之，不盛不虚，以经取之。盛者，寸口大三倍于人迎；虚则寸口反小于人迎也。

是动则病肺胀等症，谓是经变动，则有此等。及其验病，皆脉气

所过之处，是皆本经所生之病耳。然诸病又或出于本经，或由于合经，如臑臂内前廉痛厥，掌中热，是脉行手少阴、心主之前也；小便数而欠，及溺色变，母病及肾也；气虚则肩背寒，络行手阳明也。诸病如此者，盛则宜泻之，虚则宜补之。热则泻之，疾去其针。寒则补之，久留其针。脉陷下者，则用艾以灸之。若不盛不虚，则止于本经取之，不必求之手阳明也。所谓盛者，寸口较人迎之脉三倍而躁，而肺经为实，如《终始篇》泻手太阴肺，补手阳明大肠是也。虚者，寸口较人迎之脉三倍而小，则肺经为虚，补手太阴肺，泻手阳明大肠是也。

【点评】此篇以本经脉动诊"是动"病，以人迎寸口脉法释"所生"病，为古代解说"是动""所生"各说之一说，反映了严氏的学术观点。

手阳明大肠

大肠者，传道之官，变化出焉，长二丈一尺，广四寸，当脐右回十六曲。

五脏各有所，腑皆相近，而心、肺独去大小肠远者，何也？经曰：心荣肺卫，通行阳气，故居在上，大小肠传阴气而下，故居在下，所以相去而远也。

手阳明之经

是经气血俱多，卯时气血注此，受手太阴之交，从手走头，左右共四十穴。

手阳明之脉，起于大指次指之端，循指上廉，出合谷两骨之间，入两筋之间。

大指次指，谓手大指之次指，即食指也。凡经脉之道，阴脉行手足之里，阳脉行手足之表。此经受手太阴之交，起于大指次指之端**商阳穴**—名绝阳穴在手食指内侧，去爪角如韭叶许。手阳明脉所出为井金。灸三壮，刺一分，沿皮向外(后)三分。主胸满喘咳，耳聋颔肿，齿痛，痎疟，热病汗不出，指麻木，目青盲。灸三壮，左取右，右取左，

由是而行于阳之分，循指之上廉，历**二间**—名间谷穴在食指本节前内侧横纹尖陷中。手阳明脉所溜为荥火(水)，大肠实则泻之。刺三分，灸三壮，沿皮向后三分。治目昏，先补后泻。又治牙疼颔肿，齘蚛、

三间—名少谷穴在食指本节后内侧。广注：约去二分许陷中。手阳明脉所注为俞木。针三分，留三呼，灸三壮。[一法]刺入一分，沿皮向后三分。治喉痹，咽中如梗，下齿痛，嗜卧，手指手背肿痛。东垣曰：气扰于臂，先取之血脉，后深取手阳明之荥俞二间、三间，

【点评】"东垣曰：气扰于臂，先取之血脉，后深取手阳明之荥俞二间、三间"。此句原文出自李东垣《脾胃论》，曰"气在于臂足，先取之血脉，后取其阳明、少阳之荥俞二间、三间深取之，内庭、陷谷深取之"。《循经考穴编》此注转引自《针灸聚英》，后者录于二间穴下，与李东垣原文有出入。

以出**合谷**—名虎口穴在手虎口歧骨间陷中。广注：宜并二指，取纹尽高肉上，须捏拳下针。手阳明所脉(脉所)过为原。虚实皆拔之，直针一寸，可灸五壮。妊妇不可针，针则宜泻不宜补，补即堕胎；难产宜先补之，次泻三阴交(据此理而反之，若补三阴交而泻合谷，又可以安胎矣)。伤寒无汗，补合谷、泻复溜即汗；汗多，补复溜、泻合谷即止。凡一切头面诸症，及中风不语，口眼㖞斜，指挛臂痛，狂邪癫厥，头风目疾，齿龋鼻衄，风疮痂疥，小儿单蛾，无不治之，

两骨之间，复上**阳溪**—名中魁穴在腕侧上两筋陷中。广注：虎口后腕侧上两筋罅间，与太渊相并，直对食指本节，骨尖有动脉。手阳明脉所行为经火。

针三分，留七呼，灸三壮。治手腕疼肿，宜泻之；无力，宜补之。又主五指拘挛，腕疼彻肘，惊狂呕沫，厥逆头痛，目赤目翳两筋之间。

【点评】阳溪穴及合谷穴处皆可触及脉动，古代并可用作诊脉处，故并称作"手阳明"穴。

循臂上廉，入肘外廉，循臑外前廉，上肩。

自阳溪而上，循臂上廉之**偏历**穴在腕侧后三寸。广注：阳溪斜上。一法：列缺后一寸五分。手阳[明]络，别走太阴。刺三分，留七呼，灸三壮。一法：刺入一分，沿皮向外一寸。专主小便不利，肠鸣浮肿，水鼓等症。又治肩膊肘腕酸疼，目视䀮䀮。实则龋，聋，龇龃，泻之；虚则膈痹身寒，补之、

【点评】"一法：列缺后一寸五分"，《窦太师针经》乙本偏历穴刺法曰："针入一分，沿皮透列缺穴一寸半"。与此注正相合。

温溜一名逆注，一名池头穴在腕后五寸，《明堂》云：腕后五寸六寸间。又云：大士五寸，小士六寸。一法：偏历后二寸。手阳明郄也。刺三分，灸七壮。主肠鸣腹痛，伤寒哕逆，癫痫狂邪，头痛面肿，喉痹、

【点评】此穴取法分大人、小人，这是古代"尺量取穴法"的遗存。采用同身寸折量，则不必再分"大人""小人"。

下廉穴在辅骨下，去上廉一寸，锐肉外斜缝中。广注：曲池前来四寸，屈肘取之，若直取合五寸。刺三分，留三呼，灸七壮。肘辅骨肿疼，泻之。□□云：肘臂肿疼，发热无时，名曰髓干。盖大肠主津液，若液干，则肘臂痛而发热，此穴主之。又治脑风眩晕，腹痛如刺，狂言狂走、

上廉穴在三里下一寸。广注：曲池下三寸，屈肘取之，若直取合四寸。其分独抵阳明之会。《铜人》：斜针五分，灸五壮。主肩膊酸疼，髓冷，脑风头痛，肠鸣，气走注、

【点评】"《铜人》：斜针五分"，此承《针灸聚英》《针灸大成》之误，误将属上读的"斜"字属下读，《铜人》原作"针入五分"。

三里穴在曲池下二寸。广注：屈肘取，若直取合三寸，按之肉起，兑肉之端是。沿骨直针一寸，灸五壮。主臂膊疼痛，冷风麻痹。亦主霍乱，瘰疬，口僻，颔肿，

入肘外廉之**曲池**穴在肘外辅骨间，屈肘曲骨之中，以手拱胸取之。广注：在肘近辅骨中，以手拱胸曲肘取，约纹尖尽是，下对少海穴。手阳明脉所入为合土。直刺一寸，得气先泻后补，灸五壮。《明堂》云：日灸[七]壮，停数日更灸，可止二百壮。主半身不遂，手肘拘挛，或筋缓不收，臂细无力，或肘臂肿痛，及诸风疹癞，伤寒余热不尽，皮肤干燥，妇人经脉不通。

循臑外前廉，历**肘髎**穴在肘大骨外廉陷中。广注：肘大骨外廉，就骨略上一二分陷中。一法：曲池外一寸罅中。《铜人》：灸三壮，刺五分。一云：可针寸半，灸七壮。主肘节骨痛，拘挛麻木，不得屈伸，又主风劳嗜卧。按：肘髎当在曲池斜外些，若五里又向里矣、

五里穴在肘上三寸，向里大脉中央。广注：当在肘髎斜上二寸五分，以手拱胸取之。《铜人》：禁针，灸七壮。主一切风湿肿滞，臂膊疼痛不举，亦治咳嗽吐血，瘰疬，心下胀满、

臂臑穴在肘上七寸，腘（腘）肉端。广注：合居肩髃下一寸腘（腘）端斜缝两筋骨罅间，举臂平肩有凹，不得努力，努即穴闭。手阳明络，手足太阳、阳维之会。《铜人》：灸三壮，针三分。《明堂》：宜灸不宜针，针不得过三五分，灸可日七壮，积止二百壮。主肩端红肿，臂痛不举，颈项拘挛，瘰疬。按：臂臑较五里又向外，当从肩髃两筋间取之，

【点评】"肩髃下一寸"，此传《针灸聚英》《针灸大成》之误，此说源出于《太平圣惠方》，原文作"肩髃下一夫"。

络**臑会**穴属手少阳。在肩前廉。去肩头三寸。手阳明络、阳维之会，上肩至**肩髃**一名尚骨，一名偏骨穴也穴在肩端两骨间宛宛中，举臂有空。广注：膊骨端上

两骨罅间，举臂平肩陷中一云当微前些，下直对曲肘缝尖，须搁臂纵手，或转手插腰，缓缓下针。手阳明、阳跷之会。《铜人》：灸七壮，止二七壮，不宜多，多恐臂细；若风病，筋骨无力，久不瘥，灸不畏细。《明堂》：针八分，留三呼，泻五吸，灸不及针，七壮，止二七壮。《素注》：针一寸，留六呼，灸五壮。主诸风瘫痪，手不能向头，头不得回顾。若肩膊肿疼，泻之；冷风痛痹，先泻后补。唐鲁州刺史库狄嵚风痹，不能挽弓，甄权为刺肩髃，进针即射，

出髃骨之前廉，上出柱骨之会上。

肩端两骨间为髃骨，肩胛上际会处为天柱骨，出髃骨前廉循**巨骨**穴在肩端上两叉骨罅间。广注：约肩髃上一寸许。手阳明、阳跷之会。《铜人》：灸五壮，直刺一寸五分。《明堂》：灸三壮至七壮。《素注》：禁针。针则宜泻不宜补。治症与肩髃同。又主惊痫，破心，胸有瘀血，肩臂不得屈伸。

上出柱骨之会于**大椎**穴属督脉。在背部中行第一椎上。手足三阳之会，

下入缺盆，络肺下膈属大肠。

《要旨论》曰：胸两旁高处为膺，膺上横骨为巨骨，巨骨上为缺盆。自大椎而下入缺盆穴属足阳明。在肩下横骨上陷中，循足阳明经脉之外，络绕肺脏，下膈，会属于大肠募天枢穴属足阳明。在脐平开二寸。手阳明募也之分也。

其支别者，从缺盆上颈贯颊，入下齿缝中《灵枢经》下入齿中，《甲乙经》从缺盆直而上颈贯颊入下齿中。

颈，头茎也。《要旨论》曰：项两旁为颈，耳以下曲处为颊，口内前小者为齿，大者为牙。此经络肺，属会于大肠，而其支者，又自缺盆上行于颈，循**天鼎**穴在缺盆上，直扶突后一寸。广注：扶突后寸半，合人迎后三寸。一法：径取结喉旁开四寸五分。《铜人》：灸三壮，针三分。《明堂》：灸七壮。《素注》：针四分，主暴喑气梗，喉痹嗌肿、

扶突穴在人迎(穴属足阳明。在结喉旁开一寸五分)后一寸五分(凌德行先生《穴法歌》中改"后"字为"外"字，甚觉明快)。一法：径取结喉旁开三寸。《素注》云：颈当曲颊下一寸。又云：气舍后一寸五分，似非是。《铜人》：平针三分，《素注》：针四分。主咳嗽，喘急喉鸣，咽嗌不利。若刺瘿肿，可横针一寸五分，

【点评】扶突穴定位，《灵枢》作"曲颊下一寸"，已经是一个明确的定位；《黄帝明堂经》又增加一个"人迎后"坐标点，使定位更加明确；至宋代《铜人腧穴针灸图经》卷中，于"人迎后"又增"一寸五分"四字，反成蛇足，难以定位——"人迎后一寸五分"与"曲颊直下一寸"很难正好重合为一点。古代文献关于本穴定位的混乱主要发生在宋代，宋校本《备急千金要方》于扶突穴下误录天鼎穴部位作"在气舍后一寸半"，天鼎穴下又误录扶突穴部位，出现了连环错误。由于宋代校书官不熟悉针灸，未能及时发现这些错误，后人不明原委，又用错误的文本改宋以前的经典。例如现行本《针灸甲乙经》并明刊本《外台秘要》关于本穴的定位均作"在人迎后一寸五分"，而宋本《外台秘要》仍作"曲颊下一寸，人迎后"，可知现行本《针灸甲乙经》及明本《外台秘要》为宋以后人所改。人们难定是非，只得将正确的和错误的说法混在一起，使得颈部穴的位置关系出现混乱。

上贯于颊，入下齿缝中。

还出挟口，交人中，左之右，右之左，上挟鼻孔。

挟者，挟也。《要旨论》曰：唇上鼻下为人中。既入齿缝，复出挟口两吻，相交于水沟一名人中，穴属督脉。在鼻下唇上正中。手足阳明之会之分，左脉之右，右脉之左，上挟鼻孔，循**禾窌**穴在鼻孔下，水沟旁开五分，手阳明脉气所发。《铜人》：针三分，禁灸。一云：可灸七壮。主鼻窒鼻衄，口不可开、

迎香穴在禾髎上一寸，鼻孔旁五分斜缝中。手足阳明之会。《素注》：针三分。禁灸，犯之鼻衄。一法：捻起鼻头针向鼻三分。主鼽衄，鼻渊息肉，不闻香臭，面风痒如虫行，并宜单泻；口眼㖞斜，可灸三壮，左取右，右取左

而终，以交于足阳明，故足阳明起于鼻也。

是动则病齿痛，颈肿。是主津液所生病者，目黄口干，鼽衄，喉

痹，肩前臑痛，大指次指不用。气有余，则当脉所过者热肿；虚则寒栗不复。为此诸病，盛则泻之，虚则补之，热则疾之，寒则留之，陷下则灸之，不盛不虚，以经取之。盛者，人迎大三倍于寸口；虚者，人迎反小于寸口也。

足阳明胃

胃者，仓廪之官，五味出焉。五味入口，藏于胃，此水谷之海，六腑之大源，主裹血而温五脏。是以五脏六腑之气，皆出于胃，胃为黄肠，大一尺五寸，纡曲屈伸，长二尺六寸。

食气入胃，浊气归心，淫精于脉，脉气流经，经气归于肺，肺朝百脉，输精于皮毛，脉合精气行于府。府精神明，留于四脏，气归于权衡，权衡以平，气口成寸，以决死生。

饮食入胃，游溢精气，上输于脾，脾气散精，上归于肺，通调水道，下输膀胱，水精四布，五经并行，合于四时五脏阴阳，揆度以为常也。

东垣曰：饮食劳倦内伤脾胃，则胃脘之阳，不能升举，并心肺之气，陷入中焦。又曰：胃中元气盛，多食不伤，过时不饥；胃火盛，则多食而饥，能食而大便溏，此胃热善消，脾病不化也。又曰：脾胃不和，九窍不通。

足阳明之经

是经气血俱多，辰时气血注此，受手阳明之交，从头走足，左右共九十穴。

足阳明之脉，起于鼻，交頞中，旁约太阳之脉，下循鼻外，入上齿中，还出挟口环唇，下交承浆。《甲乙经》同。《铜人针经》无"旁约太阳之脉"句。

頞，鼻茎也。《要旨论》曰：鼻山根为頞。此经起于鼻两旁迎香穴，由是而上，左右相交于頞中，过**睛明**穴属足太阳。在目内眦角。手足太阳、阳明、小肠五脉之会，下循鼻外廉**承泣**—名面窌穴在目下七分，直瞳子陷中。任脉、阳跷、足阳明之会。禁针灸、

四白穴在瞳子直下一寸，令正视取之。《甲乙》《铜人》俱针三分。《素注》：针四分。宜向颧骨空处。不可深，深则黑目（目黑），主目痛，目赤，肤翳。东垣曰：目翳自下侵上者，此阳明来也、

【**点评**】"东垣曰：目翳自下侵上者，此阳明来也"，此句《针灸聚英》《针灸大成》均附于"承泣"穴下。严氏以此穴禁针灸，而不录主治症，遂将此条文字移至"四白"穴下。

巨髎穴在鼻孔旁八分，直目瞳子。《明堂》云：水沟平开八分。足阳明、跷脉之会。《铜人》：针三分，得气即泻。禁灸。主鼻室，口喎，目障目泪，胬肉攀睛，面风颊肿，

入上齿中，复出循**地仓**穴在挟口吻旁四分近下，如有动脉处。广注：口角旁四分直缝中。手足阳明、跷脉之会。《铜人》：针三分。《明堂》同，得气即泻。主口眼喎斜，病左取右，右取左，宜频频刺炳，以尽风气。[一法]：针一分，沿皮向上透颊车。灸可二七壮，炷如绿豆，不宜大，大则转喎，即灸承浆二七壮。亦主水浆漏落，眼瞤，昏夜无见，

【**点评**】"挟口吻旁四分近下，如有动脉"，《针灸聚英》《针灸大成》均作"挟口吻旁四分外，如近下有脉微动"。"如近下"，即"稍下"之义，更明确的表述见于《太平圣惠方》卷九十九，作"夹口旁四分外，如近下有脉微动者是也"。今严氏改编文字与原文之义不合。

挟两口吻环绕唇下，左右相交于**承浆**穴属任脉。在唇下宛宛中。足阳明、

督、任之会之分也。

却循颐后下廉，出大迎，循颊车，上耳前，过客主人，循发际，至额颅。

《要旨论》曰：腮下为颔，颔中为颐，囟前为发际，发际前为额颅。自承浆却循颐后下廉，出**大迎**穴在曲颔前一寸三分，骨陷间动脉。广注：其脉甚动，与人迎同。一法：以口下当两肩，穴居腮颐骨间，合耳下一寸五分。《铜人》：针三分，留七呼，灸三壮。一法：沿皮向上透颊车。禁灸。主腮颊红肿疼痛，泻之。一云：足阳明脉气所发，宜补不宜泻，

循**颊车**穴在耳前曲颊端陷中。广注：耳下八分，曲颊端微前陷中，侧卧开口有空。《铜人》：针四分，得气即泻。《明堂》：灸三壮。《素注》：针三分。凌氏：刺一分，沿皮向下透地仓，牙疼泻之。可灸二七壮，炷如鼠粪。又主牙关不开，口噤失音，腮颊肿，颈项疼，

【点评】颊车穴下所引"凌氏"（后阳关穴下引作"凌氏针法"）系引自明代针灸大家凌云针书佚文。凌氏针书未曾刊行传世，现存传世医书中，除高武编《针灸聚英》从凌氏写本针书中转录"拦江赋"（作者不详）一首外，其他明清医书均未见引录，因而长期以来人们对凌氏针法无从了解。今《循经考穴编》明确引录了凌氏针书原文18条，其中引"凌氏"者10条，引《经神集》者8条。今将全文录于下：

①颊车……凌氏：刺一分，沿皮向下透地仓，牙疼泻之。

②承满……凌氏：自此至滑肉门中开皆止二寸，与天枢以下诸穴同。

③中渚……凌氏：直刺八分，禁灸。

④风池……凌氏：带斜刺一寸如"八"字。

⑤肩井……凌氏：针一寸。

⑥阳关……凌氏针法：此与膝关及委中三穴，刺之须使针锋相向为妙。

⑦阳陵泉……凌氏：横针一寸五分，可灸。

⑧阳辅……凌氏：直针一寸，宜灸。

⑨丘墟……凌氏云：针带斜，或透申脉。

⑩悬钟……凌氏：横针一寸。

⑪膝关……《经［神］集》：针一寸五分，与阳关针锋相透，形如"八"字。

⑫太冲……《经神集》：直针三分。

⑬期门……《经神集》：针八分。

⑭命门……《经神集》云：灸肠风神效。

⑮脊中……《经神集》云：主癫痫，及翻胃吐血。小儿积块，亦灸之。

⑯石门……《经神集》云：久闭精不孕者，灸之又能使宣通而有孕也。

⑰鸠尾……《经神集》云：欲刺鸠尾，先针涌泉。

⑱承浆……《经神集》云：针一分，竖针向下三分，须口衔尺，方可下针。

　　以上18条文字多集中在胆经以后的穴中，可能严振所据凌云针书也非完本。其中第11条引《经神集》针法与第6条引凌氏之文如出一辙，显然引自同一书。《经神集》当是凌氏针书中的一集，其余各集或无关腧穴，或已散佚，故严振未能引录。从这18条文字看，凌氏针法的确很有特色，若非于临床有独到之处者，不可能有如此精辟的见解。通过考察，发现凌云针法与传世的窦汉卿针书特点很相似，其中第1条针法及第15条主治症与《玉龙歌》相同。可见，凌氏针法受金元针灸大师窦汉卿的影响较大。这18条凌氏针书佚文不仅是考察凌氏针术的珍贵文献，而且还是辨识时下流传的各类题作"凌云撰"针灸抄本真伪的可靠证据。

　　上耳前历**下关**穴在客主人下，耳前动脉下廉，合口有空，开则穴闭。广注：宜侧卧取之。足阳明、少阳之会。《素注》：针三分，留七呼，灸三壮。《铜人》：针四分，得气即泻。禁灸。主耳鸣齿痛，耳有脓汁，口眼㖞

斜，牙关脱白，

过**客主人**穴属足少阳。在耳前起骨上廉，开口有空，动脉中。手足少阳、阳明之会，循发际，行**悬厘**亦属足少阳。穴在曲周上，颞颥下廉，手足少阳、阳明之会、**颔厌**亦属足少阳。穴在曲周下，颞颥上廉。手足少阳、阳明之会之分，**经头维**穴在额角入发际，本神旁一寸五分。广注：是神庭旁四寸五分也，合居头角发尽处。足少阳、阳明之会。《铜人》：针三分。《素注》：针五分。禁灸。一法：刺一分，沿皮向后三分。主头痛如破，目痛如脱，微风目䀮，液风目泪（目风泪出），

会于额颅之**神庭**穴属督脉。在鼻柱直上，入发际五分。足太阳、督脉之会。

其支别者，从大迎前下人迎，循喉咙，入缺盆，下膈，属胃络脾。《灵枢经》《甲乙经》皆云"其支者"。

喉咙，见手太阴；缺盆，见手阳明。上已循至额颅，其又支而行者，从**大迎**本经穴见前前下**人迎**—名五会穴在颈大脉动间，挟结喉旁一寸五分。足阳明脉气所发，为足少阳、阳明之会。滑氏曰：古以挟结喉两旁为人迎、气口，以候五脏之气，至晋王叔和直以左右手为人迎、气口。《铜人》：禁针。《明堂》：针四分，《素注》同。不可过深，禁灸。主霍乱喘满，喉痛，颈肿瘰疬，

循喉咙，历**水突**—名水门穴在颈大筋前，直人迎下，气舍上。《铜人》：针三分，灸三壮，《素注》同。主咳逆咽痛，短气喘息、

气舍穴在颈直人迎下，挟天突陷中。广注：天突旁开一寸五分。《铜人》：刺三分，灸三壮。《素壮》：五壮。主咳逆哽噎，喉痹瘿瘤，

入缺盆—名天盖穴在肩下横骨陷中。广注：合居肩下之前。《铜人》：针三分，灸三壮。《素注》：刺三分，留七呼，刺太深，令人逆息。《素问》云：刺缺盆中内陷气泄，令人喘咳。主咳喘，瘿瘤，项强咽肿，胸中热，缺盆中痛，

行足少阴**俞府**穴在巨骨下，璇玑旁开二寸之外下膈，会属于**上脘**穴属任脉，在蔽骨下三寸。手太阳、阳明、任脉之会、**中脘**亦属任脉，在脐上四寸，手太阳、少阳、足阳明、任脉之会，以络绕于脾也。

其直行者，从缺盆下乳内廉，下挟脐，入气街中。《灵枢经》《甲乙经》皆云"其直者"，"街"作"冲"。

【点评】"街作冲"当作"冲作街"，与《灵枢经》《甲乙经》之文合。因严氏将《针灸集书》原文"冲"误抄作"街"，故注文也因之而误。

前支者已属胃络脾，而其直行者，又自缺盆而下，下乳内廉，循**气户**穴在巨骨下，俞府两旁各开二寸陷中，仰而取之。广注：去中膺各四寸(与璇玑平)。《铜人》：刺三分，灸五壮。《素注》：针四分。一法：刺入一分，沿皮向外一寸五分，灸可二七壮。主哮喘咳逆，胸膺痛，胁支满，吐血等症、

库房穴在气户下一寸，仰而取之。广注：去中行各四寸，当与华盖平。《铜人》：灸五壮，刺三分。《素注》：针四分。一法：针一分，沿皮向外一寸五分，灸七壮。主胸胁胀满，咳逆上气，及肺寒喘嗽痰唾。若伤寒结胸，呕吐脓血，宜单泻之、

屋翳穴在库房下一寸六分陷中，仰而取之。广注：去中行各四寸，与紫宫平。《铜人》：针三分，灸五壮。《素注》：针四分。一法：刺入一分，沿皮向外一寸五分，灸七壮。主气逆噎塞，乳中疼痛，及痰沫脓血，淫泺，瘈疭、

膺窗穴在屋翳下一寸六分陷中。广注：去中行各四寸，与玉堂平。《铜人》：针四分，灸五壮，《素注》同。一法：刺入一分，沿皮向外一寸五分，可灸二七壮。主胸膈满痛，乳痈，哮喘、

乳中穴在当乳头中，足阳明脉气所发。《千金》云：极微细针刺一分。《铜人》：微刺三分，禁灸。《素注》：禁不可刺灸，犯，生肿蚀疮，疮中有脓血清汁者可治，若息肉如蚀疮者死。经云：刺乳上，中乳房，为肿根蚀是也。

丹溪曰：乳房，阳明胃脉所经；乳头，厥阴肝经所属。乳子之母，不知调养，忿怒所逆，郁闷所遏，厚味所酿，以致厥阴之气不行，窍不得通，汁不得出，阳明之血沸腾，热甚化脓。亦有所乳之子，膈有滞痰，口气燉热，含乳而睡，热气薰吹，遂生结核，初起便

须忍痛，揉令消软，吮令汁透，自可平愈。失此不治，必成痈脓。若加以艾火两三壮，其效尤捷。粗工轻用刀针，卒惹拙疾也。若夫不得夫与舅姑，忧怒抑郁，脾气消沮，肝气横逆，遂成结核，不痛不痒，十数年后，溃为疮陷，名曰乳岩，以疮形凹嵌，有如岩穴也，不可治矣。能于始生之际，消息病根，使心清神安，任医治理，庶有可安。又李氏曰：妇人之乳，男子之肾，皆性命根也。

乳根穴在乳中下一寸六分陷中。广注：去中行各四寸，与中庭平，仰而取之。《铜人》：灸五壮，针三分。《素注》：针四分，灸五壮。一法：刺入一分，沿皮向外一寸五分。主乳痈乳疬，咳逆气促，久嗽不止、

不容穴在幽门旁一寸五分。《素注》：去任脉各三寸，下至滑肉门同。广注：与巨阙平，直四肋间。《铜人》：灸五壮。《明堂》：灸三壮，刺五分。《素注》：刺五[分]，灸五壮。主腹满，胸胁积气膨胀，膺背相引而痛，吐呕喘嗽，痃癖、

承满穴在不容下一寸。广注：与上脘平。凌氏：自此至滑肉门，中开皆止二寸，与天枢以下诸穴同。《铜人》：针三分，灸五壮，《素注》同。《明堂》：灸三壮。主肠鸣腹胀，喘逆，食不下，吐血、

梁门在穴(穴在)承满下一寸。广注：与中脘平。《铜人》：针八分，灸五壮。《素注》：灸五壮，针三分。一云：平针一寸五分，灸可五七壮。主胁下积气，饮食不思，痰饮心痛，大肠滑泄，肾气冲心、

关门穴在梁门下一寸。广注：与建里平。《铜人》：针八分，灸五壮，《素注》同。一云：可平针一寸五分，灸三七壮。主胸腹胀满，肠鸣痛，泄利不欲食，腹中走气，绕脐急痛、

太乙穴在关门下一寸。广注：与下脘平。《铜人》：灸五壮，针八分，《素注》同。一法：针可一寸五分。主癫狂忘乱，烦心吐舌、

滑肉门穴在太乙下一寸。广注：与水分平。《铜人》：针八分，灸五壮，《素注》同。一法：针一寸五分，灸三七壮。主癫狂呕逆，重舌吐舌、

天枢一名长溪，一名谷门穴在挟脐旁二寸，肓俞旁一寸，大肠之募。《铜人》：灸百壮，针五分，留十呼。《千金》云：魂魄之舍，不可针。《素注》：针

五分，留七呼。一法：可直针一寸五分，灸五七壮。主灸积冷气，绕脐筑痛，脾泄不止，火①食不化，霍乱水肿，疝气奔豚，一切下元虚冷，妇人月事不调，带漏癥痕。一云：若痢后手挛，针头向上泻之；足挛，针头向下泻之，更于委中出血。经曰：天枢之上，天气主之；天枢之下，地气主之；气交之分，人气从之。天枢正当天地交合之际，其为分清理浊之司可知矣、

外陵穴在天枢下一寸。广注：阴交旁开二寸。《铜人》：灸五壮，针三分。《素注》：针八分，灸五壮。一法：直针二寸五分，灸三七壮。主腰痛心悬，下引脐痛，腹胀如鼓，气不得息、

大巨穴在外陵下一寸。广注：与石门平开二寸。《铜人》：针五分，灸五壮。《素注》：[针]八分。一法：直针二寸五分，可灸三七壮。主小腹胀满，肾气冲心、

水道穴在大巨下一寸。广注：关元旁开二寸。《铜人》《素注》皆云：大巨下三寸。《铜人》：灸五壮，针三分。一法：直针二寸五分（《素注》亦云），可灸三七壮。主膀胱有寒，或下焦结热，小腹疼痛，七疝冲心、

归来穴在水道下二寸，与曲骨相平，合脐下五寸。《铜人》：灸五壮，针五分。《素注》：针八分。一法：直刺二寸五分，可灸三七壮②。主奔豚七疝，卵上入腹，痛引阴筋，妇人血脏虚冷、

诸穴，而入**气街**—名气冲中也穴在归来下，鼠鼷上一寸，动脉应[手]宛宛中。广注：横骨两端动脉宛宛中，合脐下六寸。别录云八寸，似误。其误当在水道之去大巨三寸耳。按：归来穴法云在水道下二寸，与曲骨相平，而任脉尺寸，以脐中至曲骨为五寸，则此云归来下一寸，合脐下六寸无疑。《铜人》《素注》虽皆古典，然千百年而下，安知不有传讹乎？冲脉所起，胃之支络、别络皆会于此。《铜人》：灸七壮，炷如大麦，禁针。《素问》：刺中脉，血不出，为肿鼠③仆。《明堂》：针三分，留七呼，气[至]即泻，灸三壮。主奔豚疝气，偏坠木肾，阴肿阴痿，腹满不得正卧，逆气冲心，腰痛不得俯仰，及妇人经漏，

---

① 火：《针灸大成》《针灸聚英》均无。
② 三七壮：《针方六集·神照集》《窦太师针经》均作"二七壮"。
③ 肿鼠：原倒，据《针灸聚英》《针灸大成》乙正，与《素问》合。

胎产诸疾。东垣曰：脾胃虚弱，感湿成痿，汗，妨食，三里、气街以棱针出血。又曰：吐血多不愈，棱针于气街出血，立愈。《脉经》曰：跗阳脉浮而迟，浮则为风为虚，迟则为寒疝。是疝病亦当取之阳明，气街、归来皆主疝疾，可见不专责厥阴也。

【点评】气街穴下按语的观点与本书末所附严氏的论文"膺腹部穴图辨"一脉相承，当出自同一人之手。这里严氏敢于质疑古典，提出新说，精神可嘉，只是没有切中问题的本质。腹部骨度分寸，《灵枢·骨度》曰"天枢以下至横骨长六寸半"，而《黄帝明堂经》下腹部第2侧行胃经相应部位的腧穴间距尺寸累计达8寸。无独有偶，《黄帝内经太素·气府》中这段长度也为8寸。但腹部中行任脉、第1侧行肾经、第3侧行脾经相应区段腧穴尺寸累计分别为5寸、4.5寸、5寸。其实，这个问题很简单。《黄帝明堂经》所载腧穴不是同时或同一医家发现的，不同部位腧穴的度量尺度不一定相同。下腹部中行穴按5寸定穴，而第2侧行足阳明经穴按8寸定穴，如今要将按不同骨度分寸描述的腧穴定位统一按5寸的骨度描述，应当做相应的转换调整。例如水道穴距脐"八分之五"，折算相当于"五分之三"；大巨穴相应转换为1.25寸(保留小数点后1位则为1.3寸)；归来穴为4.5寸；气冲穴为5寸。

其支者起胃下口，循腹里，下至气冲中而合。《黄帝针经》起于胃口，"气冲"作"气街"。《灵枢经》起于胃下，"冲"作"街"。

【点评】"《黄帝针经》起于胃口，'气冲'作'气街'。《灵枢经》起于胃下"，此注转引自《针灸集》，今检传世本《灵枢经》(实为《黄帝针经》传本)与注文所引《黄帝针经》合，王冰注《素问》胃足阳明脉循经凡8处皆作"起胃下口"。

《二景图》曰：胃下口，即小肠上口，下脘穴之分也。《修明堂诀式》云：胃下口谓之贲门。《难经》曰：太仓下口，为幽门者是也。前支别者，以属胃络脾；直而至于气街，乃复自属胃处，起胃下口。支而别行，循腹里过足少阴**肓俞**穴在脐平开之外，本经之里，下至气冲中，与前之入气冲者合。

以下至髀关，抵伏兔，下入膝髌中，下循胻外廉，下足跗，入中趾外间。《灵枢经》下膝髌中，下循胫外廉；《甲乙经》胻外廉，"兔"作"菟"。

【点评】此注转引自《针灸集书》，今检传世明刻、明抄本《针灸甲乙经》皆作"兔"。

抵，至也。《要旨论》云：股外为髀，髀前起肉为伏兔，伏兔后交纹中为髀关，挟膝解中为髌。胻，胫骨也。胫骨者，腓肠前骨也。跗，足面也。此经既相合于气冲中，乃下**髀关**穴在伏兔后交纹中。广注：约伏兔后一寸许。《素注》：针六分，灸三壮。一云：平针三分，禁灸。主股髀痿痹麻木，寒湿脚气，经络筋急，不得屈伸，

抵**伏兔**穴在膝上六寸起肉上。广注：正坐跪而取之，有肉隆起如兔伏状，故名。又法：阴市上三寸。《此事难知》云：痈疽死地分有九，此其一也。络脉所会。《铜人》：针五分，禁灸。《素注》同。主腰胯痛，膝冷不得温，麻痹不仁等症，

历**阴市**—名阴鼎穴在膝上三寸，伏兔下，若拜而取之，两筋陷中。《明堂》云：在膝上当伏兔下行三寸，垂手正面点到处是。《铜人》：针三分，禁灸。《素注》同。一法：直针五分，可灸二七壮①。主腰腿膝胻寒，乏力痿痹，不能屈伸。如两膝麻木不仁，单泻之；湿气重，不能久立，先补后泻、

【点评】此注引《明堂》文字见于《窦太师针经》，曰："阴市二

---

① 二七壮：《针方六集·神照集》《窦太师针经》均作"五十壮"。

穴，又名阴鼎。在膝盖上七寸，垂手中指点到处是穴"。类似文字又见《玉龙歌》注，显然是将"阴市""风市"二穴定位弄混了，严振不察而传其误。

梁丘穴在膝上二寸两筋间。广注：屈膝取之，在膝盖骨上尽处陷中(曰膝盖骨尽处，是连膝盖骨尽处也。若阴市、伏兔则除膝盖骨矣。故伏兔止曰膝上六寸)。足阳明郄。《铜人》：针三分，灸三壮。《素注》同。《明堂》：针五分。一法：直刺五分，可灸二七壮。主腰股肘脚痛，冷痹不仁。如鹤膝风红肿，单泻之；屈伸不得，先补后泻，

下入膝髌中，经**犊鼻**穴在膝髌下，胻骨上骨罅大筋中。以其形如牛鼻，故名。《素注》：刺六分，灸三壮。《铜人》：针三分，灸同。《素问》云：刺犊鼻液出为跛。主膝痛不仁。凡膝髌痛溃者，不可治；不溃者，可治。若犊鼻坚硬，勿便攻之，宜先洗以熨，微针出血，余并不可刺，恐伤筋脉，

下循胻外廉之**三里**穴在膝眼下三寸，胻骨外大筋内宛宛中。广注：犊鼻下三寸，须于胻骨外容侧指许两筋间极重按，则跗上动脉止矣。足阳明脉所入为合土。《素注》：针一寸五分，灸三壮。《铜人》：灸三壮，针五分。《明堂》：针八分，留十呼，泻五吸，日灸七壮，止二百壮。《千金》灸壮更多。一法：可平针二寸五分，灸七壮。主胃气不足，真气虚惫，逆气上攻，水气蛊毒，心腹痛胀，肠鸣胃寒，痃癖霍乱，肢满目昏，胻股酸痛，主妇血晕。华佗：主五劳七伤，胸痹乳痈。《千金翼》：更主伤寒热不已，热病汗不出，口僻喉痹，久泄利，食不化，或消谷身烦，以及癫痫狂妄，噫哕，癃遗，头眩等症。一切中风瘫痪，寒湿脚气，胸腹表里上下之疾，无所不疗，看虚实补泻之也。经曰：胃病者，腹胀，胃脘当心而痛，饮食不下，取之三里。《外台秘要》云：人年三十已后，宜灸三里，[勿]令气上冲，可无失明之患。故云"人过三旬后，针灸眼重光"。东垣曰：饮食失节，及劳役形质，阴火乘于坤土之中，致谷气、营气、清气、胃气、元气不得上升，以滋于六腑之阳气，是五阳之气先绝于外；外者天也，下流入于坤土阴火之中。皆由喜怒悲忧恐，五贼所伤；而后胃气不行，劳役饮食不节继之，则元气乃坏。当于三里穴中，推而扬之，以申(伸)元气。又曰：气在于肠胃者，取之足太阴、阳明；不下者，取之三里。又曰：气逆霍

乱者，取三里，气下乃止，不下复治。又曰：胃脘当心而痛，上支两胁，膈噎不通，饮食不下，取三里以补之。又曰：六淫客邪，及上热下寒，筋骨皮肉血脉之病，错取于胃之合者，大危。又曰：人有年少气弱，常于足三里、气海灸之，节次约五七十壮，以致老年热厥头痛，虽大寒犹喜风凉，痛愈，尚恶暖处及烟火。皆过灸之故也、

上巨虚—名上廉穴在三里下三寸，举足取之。广注：当取两筋骨罅间。足阳明与手阳明大肠合。《铜人》：灸三壮，针三分。甄权：以年为壮。《素注》：刺八分，灸三壮。《明堂》亦针八分，得气即泻，灸七壮。一法：针二寸五分，灸可二七壮。主偏风，胫膝枯细，腿足不仁，水肿飧泄，肠鸣切痛。《脉经》曰：当脐而痛，不能久立，与胃同候，取巨虚上廉。东垣曰：脾胃虚弱，湿痿汗泄，妨食，三里、气街出血；不愈，更于上廉出血、

条口穴在下廉上一寸，举足取之。《铜人》：针五分。《明堂》：针八分，灸三壮。《素注》同。一法：针入一寸五分，可灸七壮。主足肕痛，两足无力、

下巨虚—名下廉穴在上廉下三寸，两筋骨罅中，当蹲地举足取之。又法：在丰隆上三寸。足阳明胃与足(手)太阳小肠合。《铜人》：针八分，灸三壮。《素注》：针三分。《明堂》：针六分，得气即泻。《甲乙》：日灸七壮。主风寒湿痹，足痿无力，小腹控引睾丸痛，飧泄脓血，惊痫癫狂、

丰隆穴在外踝上八寸，胻骨外廉陷中。广注：外踝向前，旁解溪上去八寸。又法：于膝骨尽处，量至脚腕中，折断当中是，合胻骨外廉陷中，须仰足以手按两筋间动脉取之。足阳明络，别走太阴。《铜人》：针三分，灸三壮，《素注》同。《明堂》：灸七壮。一法：平针二寸五分，灸二七壮。一云：禁灸，犯之腿肿。主哮喘气急，一切风痰壅盛，头痛头眩，胸痛如刺，腹痛如割，腿膝胻足痿痹酸麻，厥逆溺难，喉痹。实则癫狂好笑，泻之；虚则足不收，补之、

解溪穴在冲阳后一寸五分，腕上陷者中。广注：大趾食趾直上，足腕节缝宛宛中系鞋带处，正居胻跗之间。足阳明胃脉所行为经火。胃虚补之。《铜人》：灸三壮，针五分，留三呼。《素注》：刺五分，留五呼。一法：直刺入五分，灸二七壮。主首风目眩，头面浮肿，面目赤，癫疾霍乱，胻股痿痹。若脚腕无力，补之；浑身生疮，泻之、

下足跗之**冲阳**—名会原穴在足跗上五寸骨间动脉。广注：去陷谷三寸，内庭上五寸，仰足取之，动脉应手。足阳明胃脉所过为原，胃虚实皆拔之。《铜人》：针三分。《素注》：针五分，留七呼，灸三壮。一云：禁灸。《素问》：刺足跗上动脉，血出不止死。主偏风，口眼㖞斜，面浮足痿，上齿龋，腹坚大，不嗜食，热病寒疟，及久狂不愈，脚背红肿，足缓不收、

谷陷(陷谷) 穴在足大趾次趾外间，本节后陷中。广注：去内庭二寸，足阳明胃脉所注为俞木。《铜人》：针三分。《素注》：五分，留七呼，灸三壮。主水病，面目浮肿，肠鸣腹痛，足背肿疼。东垣曰：气在于足，取之先去血脉，后深取足阳明之荥俞，

【点评】"陷谷"下注引"东垣曰"文字转引自《针灸聚英》，原文出自李东垣《脾胃论》，曰："气在于臂足，先取之血脉，后取其阳明、少阳之(荥俞二间、三间深取之，内庭、陷谷深取之)"。

入中趾外间之**内庭**穴在足大趾次趾外间陷中。广注：次趾与三趾歧缝间。足阳明胃脉所溜为荥水。《铜人》：灸三壮，针三分，留十呼。《素注》同。一法：直刺五分，略斜向足底。主伤寒汗不出，振寒厥逆，恶闻人声，上齿痛，胃口疼，停痰积冷，腹胀气喘，口㖞，鼻衄。亦治瘾疹，喉痹，便血，足趾背红肿疼痛，并宜泻之，

至**厉兑**而终也穴在足大趾次趾端外侧，去爪甲角如韭叶。足阳明胃脉所出为井金。胃实泻之。《铜人》：针一分，灸一壮。《素注》刺同，灸三壮。一法：刺一分，沿皮向后三分。主尸厥惊狂，黄疸水肿，热病汗不出，寒疟不嗜食，胃中积热，胃脘疼痛，便结便血，齿龋，喉痹，胻外廉足跗痛。

其支者，下膝三寸而别，以下入中趾外间《甲乙经》《灵枢经》无"以"字。

前支已终于大趾次趾外间，此又支而别行者，自膝下三寸，循三里穴之外，以下入中趾外间，与前之入内庭、厉兑者合也。

其支者，别跗上，入大趾间，出其端。

此又一支也，自足跗上冲阳穴，支而别行入大趾间，斜出足厥阴

行间穴在足大趾次趾歧缝间，动脉应手之外，循大趾下，出其端，以交于足太阴。故足太阴脾经之脉起于足大趾之端也。

是动则病洒洒振寒，善呻数欠，颜面黑，病至则恶闻人与火，闻木音则惕然而惊，心欲动，独闭户牖而处，甚则欲上高而歌，弃衣而走，贲响腹胀，是为骭厥。是主血所生病者，狂疟，温淫汗出，鼽衄，口㖞唇胗，颈肿喉痹，大腹水肿，膝髌肿痛，循膺、乳、气街、股伏兔、骭外廉、足跗上皆痛，中趾不用。气盛则身以前皆热，其有余于胃，则消谷善饥，溺色黄；气不足，则身以前皆寒栗，胃中寒，则胀满。为此诸病，盛则泻之，虚则补之，热则疾之，寒则留之，陷下则灸之，不盛不虚，以经取之。盛者，人迎大三倍于寸口；虚者，人迎反小于寸口也。

足太阴脾

脾胃者，仓廪之官，五味出焉。脾居脊之第十一椎，掩乎太仓，胃主裹血，温五脏。而脾者，土也，孤脏以灌四旁，为胃行其津液者也。

【点评】据《针灸聚英》，"胃主裹血"中之"胃"系小字注文，属上读。今误作大字正文，属下读，又于下句"脾者"前添加一"而"字以顺文义，实与《针灸聚英》原文之义相背，大误。

脾者，仓廪之本，营之居也，其华在唇四白，其充在肌，至阴之脏，通于秋（土）气。脾主治中央，常以四时长四脏，各十八日寄治，不独主于时也。

脾气通于口，口和则知五味矣。脾气绝，则脉不营其口唇。唇者，肌肉之本也，脉不荣，则肌肉不滑泽，肌不滑泽则肉满，肉满则唇反，唇反则肉先死，甲日笃，乙日死。

丹溪曰：脾具坤静之德，而有乾健之用。

足太阴[之]经

是经气多血少，巳时气血注此，受足阳明之交，从足走胸，左右共四十二穴。

足太阴之脉，起于大趾之端，循趾内侧白肉际，过覈骨后，上内踝前廉。《灵枢经》过腕骨后，《甲乙经》同。"覈"作"核"。

《要旨论》云：跗内下为覈骨，一作核骨，俗云孤拐骨是也。足踝两旁起骨为踝骨。足太阴起大趾之端**隐白**穴穴在足大趾内侧端，去爪甲角如韭叶。足太阴脾脉所出为井木。厥阴、太阴、少阴三阴相通，气血相引。《铜人》：针三分，灸三壮。《素注》：针一分，留三呼。一法：刺入一分，沿皮向后三分，禁灸。妇人月事过期不止，刺之立愈。暴尸厥不知人，刺之，脉动如故。又主腹胀喘满，脾积疼痛，呕吐食不下，足寒不能温，一切脾病，皆能治之。亦治小儿客忤慢惊，

受足阳明之交也，由是循大趾内侧白肉际之**大都**穴在足大趾本节后陷中。广注：内侧骨缝间，赤白肉际。足太阴脉所溜为荥火，脾虚补之。《铜人》：针三分，灸三壮。《素注》：留七呼。刺法须横入。治本节红肿疼痛，宜弹针出血。又治厥冷，及热病汗不出，身重骨疼，腹满呕逆，心胃痛，小儿客忤，

过核骨后，历**太白**穴在足内侧核骨下陷中。广注：当是足大趾本节骨后，内侧贴骨陷中赤白肉际。或言内踝前核骨者，非是。足太阴脉所注为俞土。《铜人》：针三分，灸三壮。《素注》同。一法：可横刺五分，灸七壮。主食不消，胸胁胀，呕吐泻利，肠鸣肚痛，气逆霍乱，脚气红肿、

公孙穴在足大趾本节后一寸。广注：去太白一寸，赤白肉际。足太阴络，别走足阳明。八法：通冲脉，配内关为父。《铜人》：针四分，灸三壮。《素注》同，留二十呼。一法：可横刺五分，灸七壮，蜷足底相对，然后下针。主痈疟，

诸疸，水肿，痞积，膈胁冷气相乘，胃脾疼痛，足心发热，或痛难履地。实则肠中切痛，泻之；虚则鼓胀，补之、

商丘穴在足内踝下微前陷者中。广注：内踝骨尖下微前三分陷中，穴与足少阳丘墟相对。足太阴脉所行为经金。脾实泻之。《铜人》：针三分，灸三壮。《素注》：针四分，留七呼。一法：横刺五分，可灸七壮。主肠鸣腹胀，脾积痞气，怠惰嗜卧，阴股内廉痛，骨疽狐疝。如内踝红肿疼痛。宜泻之，弹针出血；两足无力，不能动履，宜先泻后补，

上内踝前廉之**三阴交**也穴在内踝骨尖上三寸，骨下陷中。广注：正与足少阳绝骨相对(即悬钟穴)。足太阴、少阴、厥阴三经之交会，故曰三阴交也。《铜人》：针三分，灸三壮。《素注》同。一法：横刺透悬钟，灸七壮。主黄疸水肿，坚痃偏坠，痫痴霍乱，肠鸣腹胀，小便癃遗，胃脾疼痛，脚气痿痹，膝股内廉跗踝肿痛，疮疡瘾疹，妇人癥瘕崩漏，月事不调，犯经羸瘦。如经脉闭塞者，泻之立通；不行者，补之则至。又治胎衣不下，胎死腹中。

宋太子出，逢妊妇，诊之曰："女也"。徐文伯曰："一男一女"。太子急欲视之，文伯为泻三阴交，补合谷，应针而下，果如文伯所诊。后世遂以两穴为孕妇禁针，然以意推之，文伯泻[三]阴交、补合谷而堕胎，今不可补阴交、泻合谷而安胎乎？盖三阴交为脾肾肝三脉交会，主血，血当补不当泻；合谷为大肠之原，大肠为肺之腑，主气，当泻不当补。文伯泻[三]阴交，补合谷，是血衰气旺也；今若补[三]阴交而泻合谷，则血旺气衰矣。刘元宾曰：血衰气旺定无娠，血旺气衰应有体是也。

上腨内，循胻骨后，交出厥阴之前《灵枢经》"腨"作"踹"，"胻"作"胫"。

腨，腓肠也。胻骨，见足阳明。由三阴交上腨内，循[胻]骨后之**漏谷**—名太阴络穴在内踝上六寸骨下陷中。足太络阴(阴络)也。《铜人》：针三分，禁灸。《素注》：留七呼，灸三壮。一法：横刺可一寸五分，灸二七壮。主腿膝冷，麻痹不仁，足踝肿痛，及木肾偏坠，腹满气逆，

上行三(二)寸交出足厥阴经之前，**至地机**穴在膝下五寸。广注：膝内侧辅骨下陷中。一法：阴陵下五寸，骨内大筋外，与巨虚相对，伸足取之。

又法：合内踝骨尖上八寸，别斜走向前一寸，须伸足取。足太阴之郄，别走上一寸有空。《铜人》《素注》皆针三分，灸三壮。一法：刺一寸五分。主下部之疾，无所不疗。又主腰痛不可俯仰，气胀不嗜食，男子精不足，女子血瘕如孕，按之如汤沃股内(按：别走上一寸，正合经文"交出厥阴之前"句)、

【点评】本穴定位"膝内侧辅骨下陷中"及主治病症"又主腰痛不可俯仰，气胀不嗜食，男子精不足，女子血瘕如孕，按之如汤沃股内"皆传《针灸聚英》之误——阴陵泉定位及主治混作本穴。此误之根源出《太平圣惠方》。

阴陵泉穴在膝下内侧辅骨下陷中，伸足乃得。广注：膝内横纹头下，对阳陵泉约高寸许，伸足屈膝皆可取。一云：宜先取阳陵泉为准，后取本穴，以大指按之陷中为真。足太阴脉所入为合水。《铜人》：针五分。《素注》同，留七呼，灸三壮。一法：可斜入寸半透阳陵泉。禁灸，如违腹胀。主小便不利，水肿腹满，腰痛，疝痛，遗尿气淋，冷泄霍乱，以及腿膝肿疼，中下部疾，无不治之。

上循膝股内前廉，入腹，属脾络胃。

髀内为股，脐上下为腹。此复自阴陵泉，上循膝股内前廉之**血海**—名百虫窠穴在膝髌上内廉白肉际二寸五分。广注：以虎口按揲鼻骨，取中指点到是。《铜人》：刺五分，灸五壮。《素注》同。一法：横针二寸五分，可灸三七壮。主浑身疥癞，腿内廉血风诸疮，及肾脏风疮痒痛，女子血崩漏下，月事不调，逆气冲心。

东垣曰：女子崩下恶血，月事不调，暴崩不止，多下水浆诸物，皆由饮食不节，或劳伤形体，或中气素虚，宜灸太阴脾经七壮，谓血海也、

箕门穴在鱼腹上两起筋，阴股内动脉中，广注：当居血海上六寸，阴股内两筋间动脉应手。《铜人》：灸三壮。《素注》：三分，留六呼。一法：横刺二寸五分，禁灸。主淋遗癃闭，鼠鼷肿痛，两股生疮，阴囊湿痒，

迤逦入腹，经**冲门**—名慈宫穴在大横下五寸。广注：当去中行四寸五分，

居横骨两端约纹动脉中。足太阴、厥阴之会。《铜人》：针七分，灸五壮。《素注》同。一法：刺五分，可灸二七壮。主腹痛气满，瘭疝木肾，妇人乳难，妊娠冲心、

府舍穴在腹结下三寸。广注：去腹中行四寸半。足厥阴、太阴、阴维之会，三脉上下入腹，络肝脾，结心肺，从胁上至肩。为足太阴之郄，三阴、阳明之别。《铜人》：灸五壮，针七分。一法：直刺一寸五分，灸三七壮。主霍乱，积聚疝瘕，循胁抢心而痛、

会中极穴属任脉，在脐下四寸，足三阴、任脉之会、关元亦属任脉，在脐下三寸，足三阴、任脉之会，复循腹结穴在大横下一寸三分。广注：去腹中行各四寸半。《铜人》《素注》皆针七分，灸五壮。一法：可刺一寸五分，灸二七壮。主腹寒泄利，绕脐疼，胁肋痛，肾气冲心、

大横穴在腹哀下三寸五分，直脐旁。注广（广注）：与脐相平，去中行各四寸半。足太阴、阴维之会。《铜人》《素注》皆针七分，灸五壮。一法：可刺一寸五分，灸二七壮。主大风逆气，小腹寒疼，气块洞泄等症、

会下脘穴属任脉，在脐上二寸，足太阴、任脉之会，历腹哀穴在日月下一寸五分。广注：去腹中行四寸半。足太阴、阴维之会。《素注》：针七分，灸五壮。一法：刺一分，沿皮向外一寸五分。主腹寒痛，食不化，便结或下脓血、

过日月穴属足少阳，在期门旁一寸五分，直下五分，足太阳、少阴、太阳、阳维之会、期门穴属足厥阴，在直两乳第二肋端，足太阴、厥阴、阴维之会之分，复循本经之里，下至中脘、下脘之际，以属脾络胃也。

上膈，挟咽，连舌本，散舌下。

《二景图》曰：咽在喉前，所以咽物，长一尺六寸，为胃之系也。《要旨论》曰：舌根为舌本。前已属脾络胃矣，此复由腹哀上膈，历食窦穴在天溪下，一寸六分陷中，举臂取之。广注：去中行各六寸。一法：乳下一寸六分，横过一寸，与中庭平。《铜人》：针五分，灸五壮。《素注》同。一法：刺入一分，沿皮向外一寸五分，主胸胁支满疼痛，膈间漉漉若有水声，痰饮食积，噎膈翻胃等症。灸二七壮，甚效、

天溪穴在胸乡下一寸六分陷中，仰而取之。广注：去中行各六寸。一法：璇玑旁开六寸，直下五寸八分，与膻中平。《铜人》：针四分，灸五壮。《素注》同。一法：刺入一分，沿皮向外一寸五分。主膺胁痛，上气，妇人乳痛肿溃、

胸乡穴在周荣下一寸六分陷中，仰而取之。广注：去中行各六寸。一法：璇玑旁六寸，直下四寸二分。《铜人》：针四分，灸五壮。《素注》同。一法：刺入一分，沿皮向外一寸五分，可灸二七壮。主胸胁闭闷，痛引背脊，不得转侧、

周荣穴在中府(手太阴穴，在华盖平开六寸)下一寸六分陷中，仰而取之。广注：去中行各六寸。《铜人》：针四分。《素注》同，灸五壮。一法：刺入一分，沿皮向外一寸五分，可灸七壮。主胸胁胀满，饮食不下，咳逆上气，唾多脓秽。

由周荣外，曲折向下至**大包**穴在渊液(穴属足少阳，在腋下三寸宛宛中)下三寸。广注：当腋下六寸为真，居九肋之间，与巨阙相平。又云：平期门。脾之大络也，总绕阴阳诸络，由此灌溉流溢五脏。《铜人》：灸三壮，针三分。《素注》同。一法：禁针，可灸二七壮。主中气不和，胸胁中痛，实则身尽痛，泻之；虚则百节皆纵，补之，

又自大包外，曲折向上，会**中府**穴在云门下一寸，乳上三肋间，肺之募，手足太阴之会上行，循**人迎**穴属足阳明，在结喉旁一寸五分之里，挟咽，连舌本，散舌下而终焉。

其支别者，复从胃别工(上)膈，注心中。

此支由腹哀而别行，再从胃部中脘穴之外上膈，注于膻中之里，心之分，以交于手少阴。故手少阴心经之脉，起于心中也。

是动则病舌本强，食则呕，胃脘痛，腹胀善噫，得后与气则快然如衰，身体皆重。是主脾所生病者：舌本痛，体不能动摇，食不下，烦心，心下急痛，溏瘕泄，水闭，黄疸，不能卧，强立，股膝内肿厥，足大趾不用。为此诸病，盛则泻之，虚则补之，热则疾之，寒则留之，陷下则灸之，不盛不虚，以经取之。盛者，寸口大三倍于人迎；虚者，寸口反小于人迎也。

手少阴心

心者，君主之官，神明出焉，附着于脊之第五椎，居肺下膈上。

心者，生之本，神之处也。其华在面，其充在血脉，为阳中之太阳，通于夏气。心之合脉也，其荣色也，其主肾也。心气通于舌，舌和则知五味矣。

五脏俱等，而心肺独在膈上者，何也？然，心者血，肺者气，血为荣，气为卫，相配①上下，谓荣之（之荣）卫，通行经络，周荣于身，故令心肺在膈上也。陈氏曰：心肺能以血气生育人身，则此身之父母也，父母之尊，理当居上，故曰膈膜之上，中有父母。

心气绝则脉不通，脉不通则血不流，血不流则色泽去。故面色黑如黎者，血先死，壬日笃，癸日死。

手少阴之经

是经血多气少，午时气血注此，受足太阴之交，从胸走手，左右共一十八穴。

手少阴之脉，起于心中，出属心系，下膈，络小肠。

《修明堂诀式》云：心状如莲花未敷（开），在肺下膈上，附脊之第五椎。《二景图》曰：心系有二，一则上与肺相通，而入肺两大叶间；一则由肺叶而下，曲折向后，并脊脊，细络相连，贯脊髓，与肾相通，正当七节之间。盖五脏系皆通于心，而心通五脏系也。《四十二难》曰：小肠长三丈二尺，当脐右（左）回叠积十六曲。《二景图》云：水谷自胃之下口，传入小肠上口，泌别清浊，而水液入膀胱上

---

① 相配：《针灸聚英》原作"相随"。

口，滓秽入大肠上口。《修明堂诀式》云：大小肠会为阑门，脐上一寸水分穴是也。手少阴经，自心中而起，会属于心系，循任脉之外，下膈，至脐上二寸之分，而络绕于小肠也。

其支者，从心系，上挟咽，系目。《灵枢经》上挟咽，系目系；《甲乙经》上挟咽，系目系。一本作上挟咽喉目系。

【点评】"系目系"，此同明抄本《甲乙经》。明刻本《甲乙经》与《灵枢经》同，故《针灸集书》原作"《灵枢》《甲乙》皆言上挟咽，系目系"。

《二景图》云：咽，咽物；喉，通气。喉在前，咽在后。咽应地气，为胃之系；喉应天气，为肺之系。《要旨论》云：目内廉深处为目系。前已络小肠，此支者，复从心系横出，循任脉之外，上挟咽而行至于目系也。

其直者，复从心系，却上肺，出腋下。《灵枢经》：却上肺，下出腋下；《甲乙经》：却上肺，上出腋下。

此直者，复从心系，上行至于肺脏之分，出循腋下，抵**极泉**穴在臂内腋下筋间，动脉入胸。广注：在腋下毛中。《铜人》：针三分，灸五壮。《素注》同。一法：刺一分，沿皮向外一寸，可灸七壮。主胁肋疼痛，肩膊不举，呕烦心痛，马刀挟瘿等症。

下循臑内后廉，行太阴、心主之后，下肘内廉。

自极泉下循臑内后廉，行手太阴、心主两经之后，历**青灵**穴在肘上三寸，伸手举臂取之。《铜人》：针三分，灸七壮。一法：横针入五分，禁灸。肩主(主肩)臂红肿，腋下痛，目黄，马刀，

下肘内廉，抵**少海**—名曲节穴在肘内廉大骨外，去肘端五分。广注：合居内廉侧横纹头，屈肘向头取之，与曲池颇相对，须插手于腰，四指向前，大指向[后]下针。手少[阴]脉所入为合水。《铜人》：针三分，灸三壮。《素注》：刺五分，灸五壮。甄权云：针五分，不宜灸。《甲乙》：针二分，不灸。《资生》

云：数说不同，要之，非大急勿灸。主目眩齿痛，手颤肘挛，狂痫呕沫，噫哕健忘。

循臂内后廉，抵掌后兑骨之端，入掌内廉，循小指之内，出其端。

兑，《灵枢经》作"锐"，《要旨论》曰：腕下踝为兑骨。此经前已抵少海矣，是复自少海而下，循臂内后廉，历**灵道**穴在掌后一寸五分。广注：当去腕骨一寸五分。一法：在阳谷后一寸子骨之下，大筋上。手少阴脉所行为经金。《铜人》：针三分，灸三壮。《素注》同。一法：刺入一分，沿皮向外(后)透神门，禁灸。主心疼悲悸，瘈疭暴暗，目赤肿不明，手湿痒不仁，肘臂外廉疼痛、

通里穴在腕后一寸陷中。广注：阴郄后五分，别走起骨后一寸侧陷中。一法：兑骨直下一寸子骨之内，大筋之外。又法：居神门后一寸，沿子骨内直刺下是，当与列缺相对，微前些。手少阴络，别走小肠。《铜人》：针三分，灸三壮。《素注》同。《明堂》：灸七壮。一法：直针一寸。主怔忡懊恼，热病先不乐数日，面热目痛，舌强指挛，肘臂臑疼，少气遗溺，妇人经血过多。实则支满膈肿，泻之；虚则不能言，补之，

至掌后兑骨之端，经**阴郄**穴在掌后脉中，去腕五分。广注：当是神门斜下一寸。(按：此句最有分晓，要知神门穴斜上于锐骨，少阴之经，微曲而向外，必斜下一寸，则少阴之经，仍从内行，与太阳小肠异矣。)一法：与阳谷相并，在兑骨阳分间；阴郄在兑骨大筋下阴分间。阴郄在筋上，阳谷在筋下。《铜人》：针三分，灸三壮。《素注》同。一法：横针入五分，禁灸。一法：刺入一分，沿皮向前透腕骨。主惊悸吐衄，洒淅畏寒，骨蒸盗汗、

神门一名兑冲，一名中都穴在掌后兑骨之端陷者中。广注：转手骨开，方可得之，手少阴脉所注为俞土，心实泻之。《铜人》：针三分，留七呼，灸七壮。一法：刺入一分，沿皮向后透腕骨。主痴呆癫痫，健忘忡悸，及心痛心烦，咽干面赤，手臂寒，掌中热。东垣曰：胃气下溜，五脏之气皆乱，其为病互相出见。气在于心者，取之手少阴之俞神门、心包之俞大陵，回精导气，以复其本位。《灵枢经》曰：少阴无俞，心不病乎，其外经病而脏不病，故独取其经于掌

后锐骨之端。心者，五脏六腑之大主，精神之所舍，其脏坚固，邪不能容，容邪则身死，故诸邪皆在心之包络。包络者，心主之脉也，

【点评】"广注：转手骨开，方可得之"，此注传《窦太师针经》之误，将神门穴与阳谷穴定位描述文字中"兑骨"混为一谈了。《黄帝内经》与《黄帝明堂经》中"兑骨"可指不同部位的各种尖锐形状的骨。神门穴"掌后兑骨之端"中的"兑骨之端"是指掌后尺侧的豌豆骨近端；阳谷穴"手外侧腕中兑骨下陷者中"句中的"兑骨下"是指前臂伸面外侧下端"尺骨茎突下"。取神门穴无须"转手骨开"。

入掌内廉，至**少府**穴在手小指本节后陷中，直劳宫。广注：居小指本节后歧骨缝陷中，与劳宫相并。手少阴脉所溜为荥火。《铜人》：针三分，灸七壮。《明堂》：灸三壮。一法：针七分。主心中烦满，掌中虚热，舌强，嗌中有气梗如息肉，恐悸，小指拘挛，不能伸屈，

循小指端之**少冲**穴在小指内廉，去爪甲角如韭叶。手少阴脉所出为井木，心虚补之。《铜人》：针一分，灸三壮。《明堂》：灸一壮。一法：刺入一分，沿皮向后三分，禁灸。主心跳，喜怒不常，心下痞闷，宜棱针出血。余症并与心俞同治。

或问前阴臊臭，洁古何以治此？东垣曰：前阴者，足厥阴之脉络，循阴器出其挺；臭者，心之所主，散入五方为五臭，入肝为臊，此其一也。当于肝经泻行间，是治其本；后于心经泻少冲，是治其标

而终，以交于手太阳。故手太阳小肠之脉，起于小指之端外侧也。其交经授受，独不假于支别者何？心为君主之官，示尊于他脏故也。

是动则病嗌干心痛，渴而欲饮，是为臂厥。是主心所生病者：目黄胁痛，臑臂内后廉痛厥，掌中热痛。为此诸病，盛则泻之，虚则补之，热则疾之，寒则留之，陷下则灸之，不盛不虚，以经取之。盛者，寸口大再倍于人迎；虚者，反小于人迎也。

手太阳小肠

小肠者，受盛之官，化物出焉。长三丈二尺，当脐右回叠积十六曲。

胃之下口，[小]肠上口，在脐上二寸，水谷于是入焉。大肠下（上）口，小肠上（下）口也，至是而泌别清浊，水液入膀胱，滓秽入大肠。

手太阳之经

是经少气多血，未时气血注此，受手少阴之交，从手走头，左右共三十八穴。

手太阳之脉，起于小指之端，循手外侧上腕，出踝中。

《要旨论》云：臂骨尽处为腕，腕下踝为兑骨。本经起于手小指端**少泽**穴一名小吉穴在手小指外侧端，去爪甲角下一分陷中。手太阳脉所出为井金。《铜人》：刺一分，灸一壮，留三呼。《素》注同。一法：刺一分，沿皮向后三分。主疟疾寒热，汗不出，舌强喉痹，心烦头疼，目翳项急。若妇人乳痈肿痛，补之，使吐痰或晕，即效；乳汁不通，先补后泻。又治胸膈痛闷，及鼻衄，灸之立愈，

由是循手外侧之**前谷**穴在手小指外侧本节前陷中。手太阳脉所溜为荥水。《铜人》：针一分，留三呼，灸一壮。《明堂》《素注》皆灸三壮。一法：横刺入三分，可灸五壮。主热病不汗，耳鸣颈肿，指痛不能握掌，本节红肿，手指痒麻，手心发热、

后溪穴在小指外侧本节后陷中。广注：当握拳取，掌横纹尖凸处。手太阳脉所注为俞木，小肠虚补之。八法：通督脉，配申脉为夫。《铜人》：针一分，留三呼，灸一壮。《素注》同。一法：横针向掌心去六分，可灸七壮。主癫狂痫

痉，脾寒久疟，时疫黄疸，目翳目赤，耳聋项强，肘臂挛急，小便赤涩，

上腕，出踝中，历**腕骨**穴在手外侧腕前起骨下陷中。广注：后溪后二寸，掌锐骨前下角腕侧缝中。手太阳脉所过为原，小肠虚实皆拔之。《铜人》：针二分，留三呼，灸三壮。《素注》同。一法：可横刺五分，灸七壮，针不宜深，深则令人小便脱。主痒症浑身发黄，手腕无力，指挛臂痛。亦主热病不得汗，胁痛不得息，目泪目翳，疟疾，瘛疭，耳鸣头疼、

阳谷穴在手外侧腕中，兑骨下陷中。广注：当是锐骨之下大筋下，取法颇同阴郄，治法颇同腕骨。手太阳脉所行为经火。《素注》：灸三壮，刺二分，留三呼。一法：刺入一分，沿皮向前透腕骨。主癫狂，热病汗不出，耳鸣聋，颈强戾，颔肿胁痛，上下牙疼，臂外侧痛，小儿瘛疭，舌强不能吮乳、

养老穴在手踝骨上有空，再后一寸陷中。广注：合居阳谷后一寸五分。手太阳之郄。《铜人》：针三分，灸三壮。《素注》同。一法：横针入五分，灸七壮。主肘外廉红肿，肩臂酸麻，冷风疼痛，目视不明。

直上循臂骨下廉，出肩解，绕肩胛，交肩上。《灵枢经》：直循臂骨下廉，出肘内侧两筋之间，上循臑外后廉，出肩解；《甲乙经》与《灵枢》同，惟"两筋之间"，作"两骨之间"。

《要旨论》云：脊两旁为膂，膂上两角为肩解，下成片之骨为肩胛，一名膊也。此经前已至养老穴矣，乃自养老上循臂骨上（下）廉**支正**穴在腕后五寸。广注：合居养老斜上四寸。手太阳络，别走少阴。《铜人》：针三分，灸三壮。《素注》同。《明堂》灸五壮。一法：刺入一分，沿皮向前一寸，可灸七壮。主肘挛手指不能握，热病先腰项酸，七情所伤，惊恐悲忧，癫狂劳弱，消渴之症。实则节弛肘酸，泻之；虚则生疣痂疥，补之，

出肘内侧两骨之间，历**小海**穴在肘内大骨外，去肘端五分陷中。广注：须屈肘向头取之。一法：叉手于腰，四指向前，大指向后，于肘尖量上去一寸，中取天井，天井外旁五分，乃取小海。须插手腰间，方可下针。手太阳脉所入为合土，小肠实泻之。《素注》：刺二分，留七呼，灸三壮。一法：刺五分，灸七壮。主肩项瘰疬，肩肘臂外廉后痛，耳聋，龈肿，痫发羊鸣，

上循臑外后廉，行手阳明、少阳之外上肩，循**肩贞**穴在肩曲胛下，

两骨解间，肩髃后陷中。《铜人》：针五分。《素注》：针八分，灸三壮。主耳鸣聋，缺盆中痛，手麻木痛不举。又法：直刺入二寸五分，治肩骨一点大疼，宜单泻之，或弹针出血；灸之，亦立愈、

臑俞穴在挟肩髎(手阳少①穴，在肩端臑上，斜举臂有空)后大骨下，胛上廉陷者中，举臂取之。广注：肩贞下一寸五分是。手太阳、阳跷、阳维之会。《铜人》：针八分，灸三壮。《素注》同。一法：刺一寸，可灸二七壮，主臂酸无力，肩痛引胛、

天宗穴在秉风后大骨下陷中。广注：当是肩板骨下陷中。《铜人》：灸三壮，针五分，留六呼。《素注》：刺三分。一法：直刺五分，可灸二七壮。主肩胛酸疼，肘臂外廉后痛、

秉风穴在天髎(穴属手少阳，在肩缺盆中上毖骨际，肩壅肉上，约与大杼间寸许)外肩上小髃后，举臂有空。广注：合是天宗前来一寸，挟肩髎外，举臂有空。手太阳、阳明、少阳、足少阳之会。《铜人》：针五分，灸五壮。《素注》同。主肩胛疼痛，项强不得回顾，腠理不得致密，风邪易入，咳嗽顽痰、

曲垣穴在肩中央曲胛陷中，按之应手痛。广注：须取肩中高骨下。一云：按之有脉应手。《铜人》：灸三壮，针五分。《明堂》：针八分。《素注》同，灸可十壮。一法：直刺五分，灸七壮。主肩胛拘急痛闷、

肩外俞穴在肩胛上廉，去脊三寸陷中。广注：肩柱之下，胛骨之上，与天髎相亲合，平开大椎三寸。《铜人》：针六分，灸三壮。《素注》同。一法：平针三分，可灸七壮，主肩背寒痛彻肘，颈项强急、

肩中俞穴在肩胛内廉，去脊二寸陷中。广注：当是大椎开二寸。《铜人》：针三分，留七呼，灸十壮。《素注》：针六分，灸三壮。主寒热劳嗽，肩胛痛疼。

乃上会**大椎**督穴，在脊第一椎，因左右相交于两肩之上。

入缺盆，络心，循咽下膈，抵胃属小肠。《灵枢经》《甲乙经》：入缺盆，络心。

① 阳少：疑为"少阳"之倒，《针灸聚英》作"阳明"，而穴仍归入手少阳经。

【点评】上条小字注文与正文全同，显然有误。疑原注本作"《灵枢经》同，《甲乙经》作'入缺盆，向腋下络心'"。

自交肩上入缺盆，循肩向腋下行，当膻中之分络心，循胃系下膈，抵胃，过**上脘**任穴，在脐上五寸、**中脘**亦任穴，在脐上四寸，下行任脉之外，当脐上二寸之分，以会属于小肠也。

其支别者，从缺盆循颈上颊，至目锐眦，却入耳中。《灵枢经》：其支者，别从缺盆循颈。

《要旨论》云：目外角为锐眦。前经已入缺盆，下行而属小肠矣；此支者，别从缺盆，循颈之**天窗**一名天（窗）笼穴在颈大筋前曲颊下，扶突（手阳明穴，在结喉旁开三寸）后，动脉应手陷中。广注：大筋者，风池前之大筋也，盖此穴在风池、翳风之间。《铜人》：灸三[壮]，针三分。《素注》：针六分。一法：横针入三分。主头痛，肩胛引项不得顾，喉痹，鼠瘘，颊肿，暴喑、

天容穴在耳下曲颊后。广注：约去颊分许陷中，居天窗之后，天牖之前，结喉旁开□□。《素注》：针一寸，灸三壮。一云：针三分，禁灸。主喉痹寒热，咽中如梗，颈项痈瘿瘰疬，强不可顾，胸满气逆，

上颊，抵**颧髎**穴在面颊骨下廉，兑骨端陷中。广注：法宜上直瞳子髎是。手少阳、太阳之会。《铜人》：针二分。《素注》：针三分，禁灸。主天吊风，口眼㖞斜眴动，并颊肿齿疼，

上至目锐眦，过**瞳子髎**穴属足少阳，在目外眦五分，手太阳、少阳、足少阳之会，却入耳中，循**听宫**而终也穴在耳中，珠子大如赤豆。手太阳、手足少阳之会。谓之宫者，盖言此穴深居于耳轮之内也。珠子如赤豆者，耳郭之内，又有一郭若碗，沿其正中，上有小核，如赤豆子大，得此核者是。三脉之会，交结于此，故有是核也。《铜人》《甲乙》皆针三分。《明堂》《素注》：针一分，灸三灶，炷如麦。主耳虚鸣痒，或闭塞无闻，或耳出清汁。

其支者，别颊上颐抵鼻，至目内眦《灵枢经》《甲乙经》皆云：抵鼻至目内眦，斜络于颧。

《要旨论》云：目下为颐，目大角为内眦。前支已入耳中，此又支

而别行，循颊上颐抵鼻，至目内眦睛明穴属足太阳，以交于足太阳。故足太阳膀胱经，起于目内眦也。

是动则病嗌痛颔肿，不可以顾，肩似拔，臑似折。是主液所生病者：耳聋，目黄颊肿，颈颔肩臑肘臂外后廉痛。为此诸病，盛则泻之，虚则补之，热则疾之，寒则留之，陷下则灸之，不盛不虚，以经取之。盛者，人迎大再倍于寸口；虚者，人迎反小于寸口也。

足太阳膀胱

膀胱者，州都之官，津液藏焉，气化则能出矣。其位居肾之下，大肠之侧。小肠下口，膀胱上口也，水液由是渗入焉。

《灵枢经》曰：水谷者，常并居胃中，成糟粕而下大肠，由下焦泌别而汁则渗入膀胱焉。王冰曰：水液自回肠泌别而为汁，渗入膀胱之中胞气化之而为溺，以泄出也。或云：水谷自[小]肠受盛于阑门以分别，其水则渗入膀胱上口，而为溲便。详上三说，则小便即泌别之水液，渗入膀胱以出者耶。《素问》则曰：饮食入胃，游溢精气，上输于脾，脾气散精，上归于肺，通调水道，下输膀胱。则小便又以饮水精液之气，上升脾肺，运化而后成者也。由此言之，则其溲溺者，水而已矣；水之下流，其性然也。故饮入于胃，其精虽上升，其饮之本质，固不能上升也，惟其不能上升，必有待于上升者为之先导。故《素问》曰：膀胱者，津液藏焉，气化则能出矣。且夫水者，气之子；气者，水之母，气行则水行，气滞则水滞。或者又曰：小便纯由泌别，不由运化，盖不明此理故也。然膀胱者，津液之府，至于受盛津液，则又有胞而居膀胱之中焉。故《素问》曰：胞移热于膀胱；《灵枢》曰：膀胱之[胞]薄以濡；《类纂》曰：膀胱者，胞之室。且夫胞之居膀胱也，有上口而无下口，津液受盛于胞，无由自出，必因乎气化，而后能浸润于膀胱之外，积于胞下之空处，遂为溺，以出于前阴也。《素问》所谓膀胱，津液藏焉者，盖膀胱以谈（该）胞也，若曰胞下无空处，则人溺急之时，到厕焉能即出乎？惟夫积满于胞下，而不可再容，故急而到厕即出也。或言胞有上口而无下口，或言胞上下皆有口，或言胞有小窍，为注泄之路，不亦妄欤！

足太阳之经

是经多血少气，申时气血注此，受手太阳之交，从头走足，左右共一百三十[二]穴。

足太阳之脉起于目内眦，上额交巅上。《甲乙经》同，《黄帝针经》《灵枢经》皆云：膀胱足太阳之脉。

【点评】"《甲乙经》同"，今检明抄本《甲乙经》同此，明刻本作"膀胱足太阳之脉"，与《灵枢经》同。

《要旨论》云：发际前为额，脑上为巅。巅，顶也。足太阳起目内眦**睛明**—名泪孔穴在目内眦空中。广注：内眦头外一分许宛宛中。手足太阳、足阳明、阴跷、阳跷六（五）脉之会。《素注》：针六分，留六呼。一法：刺三分，雀目者，可久留针，然后速出针，禁灸。主一切目疾，胬肉攀睛，眼红肿痛，迎风冷泪，内外翳障。不宜深刺。东垣曰：刺太阳、阳明出血，则目愈明。盖此经血多气少，故[目]翳赤痛自内眦起者，必刺攒竹、睛明，以宣泄太阳之热。然睛明刺一分，攒竹刺一寸三分，为适浅深之宜。今医刺攒竹，[卧针]直抵睛明，不补不泻，而又久留针，非古人意也，

【点评】"然睛明刺一分，攒竹刺一寸三分，为适浅深之宜。今医刺攒竹，[卧针]直抵睛明，不补不泻，而又久留针，非古人意也"，此穴下文字录自《针灸聚英》，非严振观点，实则此书已录有大量窦氏、凌氏卧针透刺法，且于攒竹穴刺法明言"刺入

一分，沿皮向下透睛明"，说明透刺法在清初已经被接受，至少被部分医家所接受并应用于临床。又，"攒竹刺一寸三分"，《针灸聚英》原文作"攒竹刺一分、三分"。

上额，循**攒竹**一名始光，一名明光穴在眉头陷中。广注：内眦直上，眉头宛宛中。《铜人》：针三分，留三呼，泄（泻）一吸，徐徐出针，又宜棱针刺之，宣泄诸阳之热，若三度刺，目当大明。《明堂》《素注》皆同。一法：刺入一分，沿皮向下透睛明。主一切目疾红肿，热泪常流，胬肉攀睛，宜弹针出血；迎风冷泪，目难远视，宜先泻后补；头风诸痛，宜针头斜向头维；眉棱骨痛，宜针头横过鱼腰(此属奇穴，在眉棱骨中)。又云灸三壮，可治尸厥及神狂鬼魅，

【点评】"《铜人》：针三分，留三呼，泄（泻）一吸，徐徐出针，又宜棱针刺之，宣泄诸阳之热，若三度刺，目当大明。《明堂》《素注》皆同"，《素注》无上述刺法，《明堂》刺法仅与前一句同，"又宜"以下刺法始见于《铜人腧穴针灸图经》。

过**神庭**穴属督脉，在前发际内五分，足太阳、督脉之会，历**曲差**一名鼻冲穴在挟神庭两旁各一寸五分。《铜人》：针二分，留七呼，灸三壮。《素注》：刺三分，灸五壮。《明堂》同。一法：刺一分，沿皮向外透临泣，可久七壮。主偏正头风，头疮鼻衄，目视不明，鼻气不利。棱针出血为妙、

按：神庭、曲差之间，尚有眉冲一穴，《铜人》《灵枢》诸书皆不及，岂亦经外奇穴欤？

【点评】"眉冲"穴名首见于《脉经》，而关于其部位、主治病症、刺灸法的系统记载则见于《太平圣惠方》，然仍未注明脉气所发之经，至明代李梴之《医学入门》始将此穴归入足太阳经穴。之后靳贤编《针灸大成》重修铜人图，于足太阳经穴中均收入此穴，先于此，明嘉靖针灸铜人已将此穴归入足太阳经，位于攒竹与曲差之间。但此穴增入足太阳经，在明、清代表性针灸书中并

未被普遍接受，例如明代《针方六集》《类经图翼》足太阳经穴中均未收录此穴。

五处穴在挟上星旁各一寸五分。《铜人》：针三分，留七呼，灸三壮。《素注》刺同，不可灸。《明堂》：灸五壮。一法：刺一分，沿皮向[外]透率谷①（足少阳穴，在耳上入发际五分），灸可七壮。主头风，目视上戴，及脊强反折，癫痫瘛疭、

承光穴在五处后一寸五分。《铜人》：针三分，禁灸。《素注》同。一法：刺入一分，沿皮外三分。主风眩头痛，呕吐烦心，口喎，鼻塞及多清涕，喷嚏，目眚瞖膜、

通天一名天白穴在承光后一寸五分。《铜人》：刺一寸五分，留七呼，灸三壮。《素注》同。一云，可灸七壮。主一切头旋头痛，鼻痔鼻衄，鼻窒塞多清涕，及中风天吊，口眼喎斜，颈项强戾，

自通天斜行，左右相交于顶上之**百会**也督穴，在顶中央陷者中。

其支别者，从巅至耳上角。《灵枢经》云：其支者。

前已自通天而交于巅之百会矣，此支别者，从百会而抵耳上角，过**率谷**穴属足少阳，在耳上，入发际五分，足太阳、少阳之会、**浮白**亦属足少阳，在耳后入发际一寸，足太阳、少阳之会、**窍阴**亦属足少阳穴，在枕骨下，动摇有空，足太阳、少阳之会三穴，所以散养于经脉也。

其直行者，从巅入络脑，还出别下项。《灵枢经》《甲乙经》皆云其直者。

脑，头髓也。《要旨论》云：颈上为脑。前支别者，已抵于耳上角矣，此其直行者，仍自通天后，循**络却**一名强阳，一名脑盖穴在通天后一寸五分。《素注》：刺三分，留五呼。《铜人》：灸三壮。主头旋耳鸣，青盲内障，狂走，瘛疭，恍惚不乐、

玉枕穴在络却后一寸五分（《素注》又云七分），挟脑户旁一寸五分，枕骨起肉上，入后发际约二寸。广注云：一法以前发际量往后九寸半，是为脑户。仍

---

① 率谷：《窦太师针经》同。《针方六集》作"目窗"。

各开寸半，即玉枕也。或以上星为准，量上八寸半，取脑户亦真。《铜人》：灸三壮，针三分，留三呼。一云：灸七壮。主头风痛不可忍，目疼如脱，内连目系，

入络脑，循**脑户**穴属督脉，在枕骨上强间后一寸五分，合居百会后四寸五分。督脉、足太阳之会，复自脑户出而别行，还于本经下项，以抵**天柱**也穴在挟项后发际，大筋外廉陷中。广注：脑后发际当中，各开寸半，大筋外廉陷中，合居风池下寸半。又法：当结喉旁各开九寸，风府之前，天牖之后。《铜人》：针五分，得气即泻。《明堂》：针二分，留三呼，泻五吸，灸不及针；《下经》：灸三壮。《素注》：针二分，留六呼。一云：宜平针三分，禁灸。主头旋脑疼，项强肩背痛欲折，头重不能举。

循肩膊内，挟脊抵腰中，入循膂，络肾属膀胱。

《要旨论》云：肩后之下为膊，椎骨为脊。脊骨凡二十一节，通项骨下[三]节，则二十四节也，尻上横骨为腰，挟脊为膂。《修明[堂]诀式》云：肾状如石卵，色黑紫，附脊之十四椎。《二景图》云：肾对脐，左为肾，右为命门，两肾之前，则膀胱也。前经已抵天柱，此自天柱而下，过**大椎**即百劳，穴属督脉，在脊之第一椎上，手足三阳、督脉之会、**陶道**亦属督脉，在第一椎节下，督脉、足太阳之会，却循肩膊内，挟脊两旁下行，历**大杼**穴在项后第一椎下，两旁相去脊各一寸五分。广注：须正坐取之。督脉别络，手足少阳、足太阳之会。《难经》曰：骨会大杼。疏曰：骨病治此。袁氏曰：肩能任重，以骨会大杼也。《铜人》：针五分，灸七壮。《明堂》：禁灸。《素注》：针三分，留七呼，灸七壮。《资生》云：非大急无灸。一云：刺一分，沿皮向外一寸五分。主伤风不解，头痛如破，背胛酸疼，腠理不密，易感风寒。东垣曰：五脏气乱，在于头，取之天柱、大杼，不补不泻，导气而已、

风门一名热府，一云左为风门，右为热府穴在第二椎下，两旁相去脊各一寸五分。广注：正坐取之。又法：以右手搭左肩，左手搭右肩，取中指尽处是。《铜人》：针五分。《素注》：针三分，留七呼。《明堂》：灸五壮，若频刺之，以泄诸阳热气，可使背永不发痈疽。一法：刺一分，沿皮向外一寸五分，灸七壮。

主腠理疏，风寒易感，喘逆无时，咳嚏不已，鼻衄清冷，头重如石、

肺俞穴在第三椎下，两旁相去脊各一寸五分。广注：正坐取之。《千金》云：对乳引绳度之。《难经》曰：阴病行阳，故五脏俞皆在阳。滑氏曰：背为阳，俞者，输也，委输之谓，言经气由此而输也。《甲乙经》：针三分，留七呼，得气即泻。甄权云：灸五壮。《明堂下经》：灸三壮。《素问》：刺中肺，三日死，其动为咳。一法：刺一分，沿皮向外一寸五分，可灸五七壮。要之，五脏诸俞，皆禁针宜灸。主骨蒸劳瘵，虚烦盗汗，或气虚尪痿，久嗽畏寒，或哮吼喘促，小儿龟背，痰涎壅塞，胸满督闷、

厥阴俞一名厥俞，扁鹊又名关俞穴在第四下，两旁相去脊各一寸五分。广注：正坐取之。《铜人》：针三分，灸七壮。一法：刺一分，沿皮向外一寸五分。主两胛痛楚，呕逆气结，胸闷心疼。

或曰：脏腑皆有俞，而心包独无何也？然厥阴俞者，心包络之俞也、

心俞穴在第五椎下，两旁相去脊各一寸五分。广注：正坐取之。《铜人》：针三分，留三呼，得气即泻，不可灸，刺亦宜慎之。《明堂》云：灸三壮。《资生》云：刺中心，一日死。《千金》云：又心中风，急灸心俞百壮，当权其缓急可也。一法：刺入一分，沿皮向外一寸五分。主心虚惊惕，癫痫健忘，心家一切邪热，唇口破裂，心血不能入肝，在上妄行，在下便血，及小儿心气不足，数岁不语、

督俞一名商(高)盖穴在第六椎下，两旁相去脊各一寸五分。广注：正坐取之。灸三壮。主寒热，心腹痛，雷鸣气逆、

膈俞穴在第七椎下，两旁相去脊各一寸五分。广注：正坐取之。《难经》曰：血会膈俞。疏曰：血病治此。盖上则心俞，心生血；下则肝俞，肝藏血，故膈俞为血会。又足太阳为多血之经也。《铜人》：针三分，留七呼，灸三壮。《素注》同。《素问》：刺中膈，为伤中，其病难愈，不过一岁必死。一法：刺一分，沿皮向外一寸五分，禁灸。主诸血症妄行，及产后败血冲心，骨蒸咳逆，自汗盗汗。又治噎膈，翻胃，停痰逆气，心脾腹胁痛、

肝俞穴在第九椎下，两旁相去脊各一寸五分。广注：正坐取之。经曰：东风伤于春，病在肝俞。《铜人》：针三分，留六呼，灸三壮。《明堂》：灸七壮。

一法：刺一分，沿皮向外一寸五分，可灸二七壮。《素问》：刺中肝，五日死，其动为欠。主肝家一切目疾，或青盲昏翳，或红肿胬肉，及多怒不解，热病后食［五辛］太早，致目暗泪出。又主转筋入腹欲死，咳引胸胁，急痛不得息，肝中风。踞坐不得低头。亦治惊狂积聚，吐血寒疝、

胆俞穴在第十椎下，两旁相去脊各一寸五分。广注：正坐取之。《铜人》：针五分，留七呼，灸三壮。《明堂》：针三分。《下经》：灸五壮。一法：刺一分，沿皮向外一寸五分，禁灸。《素问》：刺中胆，一日半死。主胸胁痛，干呕吐，口苦咽干，胆家一切症，亦治骨蒸痨热，短气黄疸。按《资生经》崔其（知）悌所取四花穴，上二穴是膈俞，下二穴是胆俞，盖以四穴主血，故取以治痨瘵等症，后误以四花为斜取，非也、

脾俞穴在第十一椎下，两旁相去脊各一寸五分。广注：正坐取之。《铜人》：针三分，留七呼，灸三壮。《素注》同。《明堂》：灸五壮，针三分。一法：刺入一分，沿皮向外一寸五分，灸五七壮。主五噎（噎）五疸，脾泄脾黄，腹胀不嗜食，或能食身瘦、

胃俞穴在第十二椎下，两旁相去脊各一寸五分。广注：正坐取之。《铜人》：针三分，留七呼，灸随年为壮。《明堂》《素注》皆灸三壮。《下经》：灸七壮。一法：刺入一分，沿皮向外一寸五分。主胃弱胃寒，口吐清水，翻胃呕逆，不进饮食。东垣曰：中湿者，治在胃俞、

三焦俞穴在第十三椎下，两旁相去脊各一寸五分。广注：正坐取之。《铜人》：针五分，留七呼，灸三壮。《素注》同。《明堂》：针三分，灸五壮。一法：刺入一分，沿皮向外一寸五分，不宜多灸。主脏腑积聚，水谷不化·目眩头痛，胀满吐逆，肠鸣注下。此穴能生津液，若三焦热壅，气不升降，口苦唇裂，消渴等症，宜单泻之；三焦受冷，口吐清涎，可灸七壮、

肾俞穴在第十四椎下，两旁相去脊各一寸五分。广注：前平神阙，后平命门为真。《铜人》：针三分，留七呼，灸以年为壮。《素注》刺同，灸三壮。《明堂》亦三壮。一法：刺入一分，沿皮向外一寸五分，灸五十壮。《素问》：刺中肾，六日死，其动为嚏。主肾脏虚冷，尪羸怯弱，五劳七伤，遗精淋浊，女劳疸，肾虚泄，耳聋，目视䀮䀮，腰痛，脚膝拘急，或中风寒湿气，致腰疼痛，

其寒如冰，其重如石。又治女人经病带漏，子宫久冷，乘经交接，嬴瘦寒热、

气海俞穴在第十五椎下，两旁相去脊各一寸五分。刺三分，灸五壮。一法：刺入一分，沿皮向外一寸五分。主腰疼痔漏、

大肠俞穴在第十六椎下，两旁相去脊各一寸五分。广注：须伏而取之。《铜人》：针三分，留六呼，灸三壮。《素注》同。一法：刺入一分，沿皮向外一寸五分，可灸三七壮。主脏腑邪热，大便闭塞，脏便毒①血，或肠鸣洞泄，腹中气胀，绕脐切痛。东垣曰：中燥，治在大肠俞、

关元俞穴在第十七椎下，两旁相去脊各一寸五分。广注：伏而取之。针三分。一法：刺入一分，沿皮向外一寸五分，灸七壮。主风劳腰痛，泻利虚胀，小便难，妇人瘕聚、

小肠俞穴在第十八椎下，两旁相去脊各一寸五分。广注：伏而取之。《铜人》：针三分，留六呼，灸三壮。《素注》同。一法：刺入一分，沿皮向外一寸五分，可灸二七壮。主津液不足，小便赤涩，遗精遗溺，尿血便血。东垣曰：中暑，治在小肠俞、

膀胱俞穴在第十九椎下，两旁相去脊各一寸五分。广注：伏而取之。《铜人》：针三分，留六呼，灸三壮。《素注》同。《明堂》灸七壮。一法：针可一寸。主小便赤涩，淋遗疝疾，偏坠木肾，风劳脊强，腰腿疼痛，男子阴茎虚肿，妇人阴内湿痒肿痛，小腹瘕聚、

中膂俞穴在第二十椎下，两旁相去脊各一寸五分。广注：挟脊肿起肉处，伏而取之。《铜人》：针三分，留十呼，灸三壮。《素注》同。一法：刺入一寸，灸可二七壮。主腰脊强，不得俯仰。《明堂》云：腰痛挟脊膂，上下按应手者，从项至此穴痛，皆宜灸之、

白环俞穴在第二十一椎下，两旁相去脊各一寸五分。广注：伏而取之，当与腰俞平。一法：端身挺伏，两手相重支额，纵体令皮肤舒缓，乃取其穴。《素注》：针五分，得气先泻，泻讫多补之，不宜灸。《明堂》：灸三壮。主腰髋痛，不得久卧，脊膂脚膝强疼不遂，男子遗精白浊，妇人血崩带下，断产无子，

---

① 便毒：疑倒。

三度灸，能令有娠，

【点评】"得气先泻，泻讫多补之，不宜灸"，此传《针灸聚英》之误，此刺法出自《太平圣惠方·针经》卷九十九。

由是抵腰中，入循脊，络绕肾脏，以下属于膀胱之分也。

其支别者，从腰中下挟脊贯臀，入腘中。此《灵枢经》文也，《铜人》《甲乙》皆无"挟脊"二字，有者似胜，故从之。

臀，尻也；腘，膝后曲腘内也。《要旨论》曰：挟腰髋骨两旁为机，机后为臀，腓肠上膝后曲处为腘。前经已抵腰中而入脊络肾属膀胱矣，此支而别者，从腰髁下挟脊，历**上髎**穴在第一空，腰髁下一寸，挟脊陷中。广注：《明堂图位》云当在十七椎骨各开五分。足太阳、少阳之络。《铜人》：针三分，灸七壮。《素注》：针三分，留七呼，灸三壮。主腰痛，小便不利，妇人阴挺白沥。一云：治翻胃、

次髎穴在第二空，挟脊陷中。广注：当在十八椎骨间各开五分。《铜人》：针三分，留七呼，灸三壮。《素注》同。主腰痛急引阴器，二便不利，腰以下至足不仁，背膝寒，心下胀，带病赤白，疝气下坠、

中髎穴在第三空，挟脊陷中。广注：当在十九椎间各开五分，足厥阴、少阳(阴)之所结会。《铜人》《素注》皆刺分三(三分)，留十呼，灸三壮。主腰痛飧泄，大小便难，五劳七伤，心性痴呆，妇人月事少，带下赤白、

下髎穴在第四空，挟脊陷中。广注：当在二十椎骨间各开五分。《铜人》：针三分，留十呼，灸三壮。《素注》同。一云：四髎皆禁针，宜灸五壮。主腰痛引卵，大小便不利，肠鸣注泻，内伤下血，女人下苍汁，小腹急痛。

《千金》云：八髎者，在腰目下三寸，挟脊相去四寸，两旁各四穴，故名八髎。髎者，腰骨也，挟脊两旁，各有胂肉陇起而斜趋于腰髎之后，肉承其髁，故曰髎。上在髎(髎在)髁骨下陷中，余三髎少斜，按之有陷是也。其曰挟脊各开四寸，谓除脊而各开一寸五分，连脊则四寸也，此法自大杼已下皆然，不独取八髎也。八髎总治腰痛。

《素问·刺腰痛论》云：刺腰尻交者。注云：腰尻交者，谓腰髁与尻骨相交之处。挟脊两旁，各有四骨空，左右共八，俗呼为八髎穴也。其云腰痛取腰髁下第四髎者，即下髎也，此乃足太阳、厥阴、少阳三脉，左右交结于中者也，刺可入同身寸之二寸，留十呼，灸三壮，左病取右，右病取左，以其经左右交结于骨中故也、

（按：四髎穴法，各有不同，当以《明堂》为正，而《铜人》言腰髁下挟脊一寸，亦相符也。有云八髎，即诸俞骨节中有空处是。又云上髎在十一椎两旁各开一寸五分，即脾俞；次髎在第七椎下两[旁]，即膈俞；中髎在第五椎五下两旁，即心俞；下髎在第三椎下两旁，即肺俞，则无谓甚矣。）

【点评】严振于此按语中的观点，在书末所附严氏专篇论文"背部图八髎穴辨"有更完整的表达，颇有见地。

会阳一名利机穴在阴尾骨两旁。广注：合是长强穴两旁相去脊各一寸五分。督之脉气所发。《铜人》：针八分，灸五壮。《素注》同。一法：刺一分，沿皮向外一寸五分，灸二七壮。主肠澼下血，男子阳气虚乏，阴痿，妇人赤白带，经行腰腿疼痛、

下贯臀，至**承扶**一名肉郄，一名阴关，一名皮部穴在尻臀下，股阴冲上约纹中。《铜人》：针七分，灸三壮。一法：针一寸五分，灸七壮。主阴尻相引痛，阴胞有寒，小便不利，臀疽疮毒、

殷门穴在肉郄下六寸。广注：合在浮郄下一寸，委中上二寸五分。《铜人》：针五分。《素注》同，留七呼，灸三壮。一法：可平针入二寸五分，禁灸，灸即阴缩。主腰脊不可俯仰，恶血泄注，外股肿，阴囊虚胀寒疝、

浮郄穴在委阳上一寸，屈膝得之。广注：合委中上二寸五分。《铜人》：针五分，灸三壮。《素注》同。一法：针入一寸，灸二七壮。主霍乱转筋，小肠热，大便结，胫外筋急，髀枢不仁，股内贴骨痈毒、

委阳穴在承扶下六寸，屈膝取之。广注：足太阳之前，少阳之后，出于腘中外廉两筋之间。一法：合在委中上一寸五分，略斜向后，与殷门相并。（按：此穴与殷门并而上，去承扶皆六寸当是，与承扶相直者，殷门也，略斜向外者，委阳也。）三

焦下辅俞也，为足太阳之别络。《素注》：针七分，留五呼，灸三壮。一法：针一寸五分，禁灸。主飞尸遁疰，痿厥癫疾，腰脊痛引阴中，不得小便，

【点评】据穴名所示，委阳穴位于腘横纹外端。其上方1寸为浮郄，承扶下6寸为殷门，关系很明确。然而这本来十分明了的三穴位置关系，却因人为的误解而极端混乱。其实关于委阳穴的定位，《灵枢·本输》已经说得很明确：在腘中外廉——足太阳与足少阳脉之间。但中国古代文献中关于委阳穴定位描述明确无误者，仅《医学纲目》《医学入门》，以及在经穴定位上传承《医学入门》的《经穴指掌图》三书而已。之所以绝大多数古人都理解错误，并由此间接导致了"殷门""浮郄"二穴的定位错误，造成许多混乱，关键是因为不明络穴与络脉的关系。作为足太阳之别络，其行"在足太阳之前，少阳之后，出于腘中外廉两筋间，扶承下六寸"；作为三焦下输则位于络脉所出之处——腘中外廉两筋间。唐以后人多不解此义，将此穴定于扶承下6寸处，与殷门穴同高。严振也不能明辨是非而传其误。

入腘中之**委中**也—名血郄穴在腘中央约纹动脉。广注：宜令人面地挺伏卧取之。甄权云：在曲腋内两筋宛宛中。足太阳脉所入为合土。《铜人》：针八分，留七呼，泻七吸。《素注》《甲乙》：针五分，禁灸。犯之筋缩。《素问》：刺委中，中大脉，令人仆。一法：可平针二寸五分。主一切腰脚重痛，风湿痿痹，髀枢不利，膝不得屈伸，大风眉堕，背疽流注，浑身疮癞，并宜出血为愈。盖太阳为多血之经，而此穴又名血郄也。

其支别者，从膊内左右别下，贯胂挟脊内，过髀枢。《灵枢经》《甲乙经》皆云：其支者。

胂，挟脊肉也。《要旨论》曰：脊肉为胂，股外为髀。《骨度统论》云：楗骨之下为髀枢。前经已入腘中之委中，此其支者，为挟脊两旁第三行，相去各三寸之诸穴也，自天柱而下，从膊内左右别行，

下贯胛膂，历**附分**穴在第三（二）椎下，附项内廉两旁去脊各三寸，正坐取之。手足太阳之会。《铜人》：针三分。《素注》：针八分，灸五壮。一法：刺入一分，沿皮向外一寸五分，可灸二七壮。主肩背拘急，颈项不得回顾、

魄户穴在第三椎下，两旁相去脊各三寸陷中，正坐取之。《铜人》：针五分，得气即泻，亦可灸留针，日灸七壮，积至百壮。《素注》：针三分，灸五壮。一法：刺入一分，沿皮向外一寸五分。主虚劳肺痿，三尸走注，劳嗽项强，背膊疼痛、

膏肓穴在第四椎下，近五椎上，两旁相去脊各三寸，令人正坐，曲脊伸两手，以臂着膝前，令正直，手大指齐膝头，以物支肘，勿令臂得动摇也。广注：法须令病人正坐，两手按于膝上，而躬其臂，使胛骨遂开，以手摸胛骨上角，直至下角，适当四肋三间，更须离胛骨容侧指许按之，觉牵引肩中为真；若不令胛开，而骨掩其穴，则不得真，灸之无效。此穴无泻法，泻之，耗五脏真气。《铜人》：灸百壮，可积至五百壮，当觉泜泜然如流水之状，大便必（亦当）有所下；若无停痰宿饮，则无所下也。如病人已困，不能正坐，当令侧卧，挽其上臂灸。又当于气海、丹田、关元、中极四穴中取一穴灸之；或灸足三里，以引火气实下。主五劳七伤，诸虚百损，传尸痨瘵，骨蒸盗汗，吐血咳血，举重失力，四肢倦怠，目眩头晕，脾胃虚弱，噎膈翻胃，痈疽发背。咸宜灸之，禁针，犯之极危。

《左传》：晋侯有疾，求医于秦，秦使医缓为之。未至，公梦疾为二竖子，曰：彼良医也，惧伤我焉，盍去之？其一曰：居肓之上，膏之下，若我何？缓至，则曰：疾不可为也，在肓之上，膏之下，攻之不达，药之不至焉。公曰：良医也。厚为之礼而归之。孙思邈曰：特人拙，不能得此穴耳。苟存心精，求得而灸之，沉疴宿疾，自无不遣矣。按：肓，膈也；心下为膏。又曰凝者为脂，释者为膏。又曰膏者，连心脂膏也。此穴人年二十已后，方可灸之，仍灸足三里，引火气下行，以固其本。若未出幼而灸，恐火盛上焦，积为热病。近见医每不分老少，又多不针三里，以致火气上炎，是不经口授而妄作者也、

【点评】此按语录自《针灸大成》，所言"此穴人年二十已后，

方可灸之"，可备一说，有待临床检验以确认其是否符合临床实际。

神堂穴在第五椎下，两旁相去脊各三寸陷中，正坐取之。《铜人》：针三分，灸五壮。《明堂》：灸三壮。《素注》：针五分。一法：刺入一分，沿皮向外一寸五分。主腰脊强急，洒淅寒热，逆气喘噎，哮嗽痰涎、

谚语穴在肩膊内廉，挟第六椎下，两旁相去脊各三寸陷中，正坐抱肘取之。广注：以手痛按，则病者噫嘻而笑。《铜人》：针六分，留三呼，泻五吸，灸二七壮。《素注》：针七分。《明堂》：灸五壮。窦氏云：癫狂痫痴可针，余并禁刺。主诸疟不愈，虚烦劳热，胸疼引背，膊内廉痛、

膈关穴在第七椎下，两旁相去脊各三寸陷中，开肩正坐取之。《铜人》：针五分，灸五壮。《素注》同。一法：刺入一分，沿皮向外一寸五分。主关节不利，浑身疼痛，呕哕噎闷，食饮不下、

魂门穴在第九椎下，两旁相去脊各三寸陷中，正坐取之。《铜人》：针五分，灸五壮。《素注》同。一法：刺入一分，沿皮向外一寸五分。主尸厥走注，及浑身骨节疼，胸连背心痛。灸之更验、

阳纲穴在第十椎下，两旁相去脊各三寸陷中，正坐取之。《铜人》《素注》皆针五分，灸三壮。《下经》：灸七壮。一法：刺入一分，沿皮向外一寸五分，可灸二七壮。主肠鸣腹痛，泻利黄赤，怠惰不嗜食，身热溺不清、

意舍穴在第十一椎下，两旁相去脊各三寸陷中，正坐取之。《铜人》：针五分，灸五七壮。《下经》：灸七壮。《甲乙》：灸三壮，针五分。一法：刺入一分，沿皮向外一寸五分，灸二七壮。主腹虚胀，大便滑泄，小便黄赤，背恶风寒，脊膂酸痛，食饮不下，冷嗽，气攻两胁、

胃仓穴在第十二椎下，两旁相去脊各三寸陷中，正坐取之。《铜人》：针五分，灸五七壮。《甲乙》：灸三壮。《素注》：针五分，灸三壮。一法：刺入一分，沿皮向外一寸五分，可灸三七壮。主腹满虚胀，食饮不下，恶寒脊痛，气攻腰胁、

肓门穴在第十三椎下，两旁相去脊各三寸叉肋间，正坐取之。广注：当与

鸠尾相直。《铜人》：灸三七壮，刺五分。《素注》同。主心下痛，气攻腰胁，便艰，妇人乳疾、

志室穴在第十四椎下，两旁相去脊各三寸陷中。《铜人》：针九分，灸三壮。《明堂》：灸七壮。《素注》：针五分，灸五壮。主腰强背痛，遗精淋沥，阴中肿疼，吐逆霍乱、

胞肓穴在第十九椎下，两旁相去脊各三寸陷中，伏而取之。《铜人》：针五分，灸五壮。《素注》同。《明堂》：灸七壮。《甲乙》：灸三壮。主腰脊急痛，二便癃闭，阴下肿，八字骨疼、

秩边穴在第二十椎下，两旁相去脊各三寸陷中，伏而取之。《铜人》：针五分。《素注》同。《明堂》：灸三壮，针三分。一法：直刺五分，灸二七壮。主五般痔肿，腿叉风疼，肾虚腰痛，遗精带浊，

下历臀尻，过髀枢也。

循髀外后廉，下合腘中，以下贯腨内，出外踝之后，循京骨，至小趾外侧端。

腨，腓肠，即胫腹也。《要旨论》云：足跟上为踵，踵上为腨。前已行过髀枢，此复循髀外后廉，髀枢之里，承扶外一寸五分之间而下，与前之入腘中者相合，乃自委中下循**合阳**穴在膝腘约纹中央下三寸。广注：委中下三寸也。《铜人》《素注》皆针六分，灸五壮。一法：可针一寸五分，灸二七壮。主腰脊强引腹痛，阴股热，腨酸肿，便毒寒疝，女子崩滞，

下贯腨内，历**承筋**一名腨肠，一名直肠穴在腨肠中央陷中。广注：从仆参量上合九寸。一法，居承山上一寸。《铜人》：灸三壮，禁针。《素注》同。一法：可平针一寸五分，灸三七壮。主霍乱转筋，并腰脉抽掣不定。又主腨酸胫痹，脏毒肠风，腰疼，痔疾、

承山一名鱼肠，一名肉柱穴在兑腨肠下分肉间陷中。广注：约仆参上八寸。《针经》云：须令病者以两手高按壁上，足大趾站地，看锐腨肠下分肉间取之。一法：双手扶桌站起亦可。《铜人》：针七分，灸五壮。《素注》：灸三壮。《明堂》：针八分，得气即泻，速出针，灸不及针。《下经》：灸五壮。一云：可刺

二寸五分，灸二七壮。主霍乱转筋，腰疼筋急，痔漏便毒，伤寒水结、

飞扬——名厥阳穴在外踝上七寸。广注：一法承山下一寸半。足太阳络，别走少阴。《铜人》：针三分，灸三壮。《素注》同。《明堂》：灸五壮。一法：平针入二寸五分，灸二七壮。主痿软无力，痛风历节，腰腿腨脚一切肿疼，筋急不能屈伸。实则鼻窒头疼，泻之；虚则衄鼽，补之、

附阳穴在外踝上三寸，太阳前，少阳后，筋骨间。广注：昆仑上二寸，阳蹻之郄。《铜人》：针五分，留七呼，灸三壮。《素注》：针六分。《明堂》：灸五壮。一法：针一寸，灸七壮。主瘫痪痿痹，腰尻髀枢股胻痛，外踝红肿，寒湿脚气，两足生疮，

出外踝后，**之昆仑**穴在足外踝后跟骨上陷中。广注：当外踝骨尖，平过后跟去一寸动脉中，穴与太溪对，针可相透。足太阳脉所行为经火。《铜人》：针三分，灸三壮。《素注》：针五分，留十呼。主腰脊内引痛，心疼与背接，腰尻痛，足腨肿，脚气干湿，腘如结，踝如裂，齿龋，目眩痛如脱，疟疾多汗，难产胎衣不下。妊妇禁刺，能堕胎也。亦主小儿五痫瘈疭、

《针经》曰：上气不足，脑为之不满，耳为之苦鸣，头为之倾，目为之瞑；中气不足，则溲便为之变，肠为之变，肠为之鸣；下气不足，则为痿厥心悗，补足踝外（外踝），留之、

仆参——名安邪穴在足跟骨下陷中，拱足得之。广注：居后跟突骨下，赤白肉际折纹陷中，宜拱足而取。阳蹻之本也。《铜人》：针三分，灸七壮。《素注》：针五分，留十呼，灸三壮。一法：直针向足底一寸。主足跟痛，不得履地，及癫痫痰壅，头重如石、

申脉穴在足外踝下白肉际，容爪甲陷中。广注：合居外踝下五分白肉际，前后有筋，上有踝骨，下有软骨，其穴在中也。阳蹻脉之所生。八法：配后溪为妻。《铜人》：针三分，留七呼，灸三壮。《素注》同。一法：横针入一寸，可灸七壮。洁古曰：痫病昼发，宜灸阳蹻，即申脉也。又主瘫痪冷痹，脚踝红肿、

金门——名关梁在足外踝下。广注：合居丘墟之后，申脉之前，外踝下贴踝陷中。足太阳郄，阳所维（维所）别属。《铜人》：针一分，灸三壮。《素注》：针三分。一法：灸可七壮。主外踝疼，白虎历节风，牙齿痛。小儿摇头反折，宜

灸之，炷如小麦，

循**京骨**穴在足外侧大骨下，赤白肉际陷中。广注：京，大也；小趾本节后跟大骨，名京骨。穴居其下，当以绳量小趾至后中跟中折取，赤白肉际，足太阳脉所过为原，膀胱虚实皆拔之。《铜人》：针三分，留七呼，灸七壮。《素注》：灸三壮。《明堂》：灸五壮。一法：横针入五分，可灸二七壮。主头痛如破，腰痛不可屈伸，身后侧痛，目内眦赤烂白翳，疟寒热，善惊，足胻髀枢痛，项背强戾，鼻衄不止，及寒湿脚气，两足燥裂，或湿痒生疮、

束骨穴在足小趾外侧，本节后陷中。广注：当取之骨后赤白肉际为真，足太阳脉所注为俞木。膀胱实泻之。《铜人》：针三分，留三呼，灸三壮。《素注》同。一法：可灸二七壮。主本节肿疼，足心发热，宜弹针出血。又主腰脊痛如折，髀强不可曲，腘如结，腨如裂，目眩头痛，项强，䀮动，目黄泪出，内眦赤烂、

通谷穴在小趾本节前陷中。足太阳脉所溜为荥水。《铜人》：针二分，留五呼，灸三壮。《素注》同。一云：可灸二七壮。主头重目眩，项强，留饮，胸满失矢(欠)。东垣曰：胃气下溜，五脏气乱，在于头，取之天柱、大杼；不愈，深取通谷、束骨，

至小趾外侧端之**至阴**穴在足小趾外侧，去爪甲角如韭叶。足太阳脉所出为井金。膀胱虚，补之。《铜人》：针六分，灸三壮。《素注》：针一分，留五呼。一法：刺入一分，沿皮向后三分，灸七壮。可下产难。主目翳，大眦痛，胬肉攀睛，鼻窒头重。及寒湿脚气，两足生疮，宜弹针出血。太阳，《根结篇》云：根于至阴，结于命门。命门者，目也

而终，以交于足少阴，故足少阴肾经，起于小趾之下也。

是动则病冲头痛，目如脱，项如拔，脊痛，腰似折，髀不可以曲，腘如结，腨如裂，是为踝厥。是主筋所生病者：痔，疟，狂癫疾，头囟项痛，目黄泪出，鼽衄，项背腰尻腘腨脚皆痛，小趾不用。为此诸病，盛则泻之，虚则补之，热则疾之，寒则留之，陷下则灸之，不盛不虚，以经取之。盛者，人迎大再倍于寸口；虚者，人迎反小于寸口也。

手三阴经穴总论

手太阴、厥阴、少阴三经之穴，皆起于胸腋之旁。如手太阴之脉，经曰："起于中焦，下络大肠，还循胃口，上膈横出腋下"。自中焦横出为中府，在乳上旁；直上则为云门。又横出而过于肘上天府，要审经文"横出"两字。由此入尺泽诸穴，自孔最、列缺、经渠、太渊抵少商而止，太阴居厥阴之前矣。如手厥阴之脉，起胸中，历络三焦。又循胸中乳旁后为天池，而入腋下天泉，《经》虽无"横出"二字，然大要与太阴之横出同。但太阴中府居上，厥阴天池居下；入肘，则厥阴居太阴之中矣。曲泽诸穴，自郄门、间使、内关，直至中冲无疑也。如手少阴之脉，出心中，挟咽，复从心系出腋下为极泉，由此而竟入肘上为青灵，以至神门诸穴。手少阴无横出，手少阴居太阴、厥阴之后矣。

约而论之，三脉皆起于胸之两旁，太阴在上，厥阴在下，少阴在腋前后。中间序次，井井分明。下足三阴，须要认经文"交出"二字之义；上手三阴，须要认经文"横出"二字之义。审穴之际，从此悟入，自了然矣。然有起于中焦者_{太阴}；有历络三焦，达于上中下者_{厥阴}；有出心中，挟咽而复下者_{少阴}，经脉纵横变化，不可一法拘，学者当以意会之。又手少阴脉，自青灵通至（至通）里、阴郄，经脉皆直；惟神门斜向兑骨，相去一寸，则神门独向外一寸矣，宜详之。

【点评】此篇并以下 3 篇总论集中体现了严振循经考穴的思路和学术观点，若置于书末严振另两篇考穴专论之前，或将严振这 6 篇专论置于全书十四经穴循经考穴之首，作为全书的总论，则全书结构更合理，也更便于集中读取严氏的学术思想。

手三阳经穴总论

手太阳、少阳、阳明三经之脉，皆起于手指之端。如手阳明，起于食指内侧，及合谷、阳溪，至曲池，上肩髃、巨骨，脉穴一直无曲。经文"出柱骨""下缺盆"等处皆无穴。复从缺盆而上，为天鼎、扶突，居人迎、大迎之外；由此下齿中，亦无穴。上禾髎、迎香，即经文所谓"交人中""挟鼻孔"是也。手阳明自巨骨而上，俱与足阳明交错于颈鼻之间，但足阳明自颊车而下，手阳明自天鼎而上，至鼻即止。

如手少阳三焦，起于无名指外廉端，自液门、中渚起处稍偏于外；至阳池、外关即直行于中矣。历支沟、天井，以至臑会、肩髎，皆直行无曲，前取肘臂之中，后看肩骨之下。《经》曰"上肩，交出足少阳之后"，按足少阳之经，亦曰"下至肩，上循肩井"。乃手少阳上肩为天髎，当在肩井之后矣。然曰"交出"，又有两相承接之义。三焦之脉，自上肩后即下膻中，循历三焦，内行无穴；却又出膻中，上缺盆，行耳后，若臑天（天牖）、翳风、瘈脉、颅息等穴；又转耳角上，为角孙，却过足少阳下行至颔无穴，又从耳后入手太阳听宫，又过足少阳后，交本经丝竹空。三焦经脉至此曲折甚多，而丝竹空即至目锐眦，会于瞳子髎，和髎、耳门二穴反不见文。

如手太阳小肠，起于小指外廉端，后溪则在掌外侧，腕骨则在手腕侧，自阳谷、养老、支正皆在手腕后，俱直行无曲。小海则在肘内侧两骨之间，至肩贞则在背侧矣。《经》曰"上循臑外后廉，出肩解"是也。臑俞在臂肩骨间，天宗在大骨下，秉风在挟天髎外，曲垣在高骨下，肩外俞与天髎近，肩中俞与天牖近，总括于经文"交肩"句也。此段穴法，无分寸可拟，惟当按图以意绎之。经文又自肩交（交肩）上，却从缺盆至脐上，内无穴。又从缺盆而上为天窗，在颈之大筋间，居风池前；又为天容，在天窗后。《经》注曰：颈中之天窗，颊后之天容是也。由颧窌以入耳中听宫，经穴止此，而其支者，无本经穴矣。

总而论之，手三[阳]经在手臂上，俱从手臂之外廉，分经而行，自肩上交颈、面、头。手阳明则与足阳明交会于面部居多，手少阳则与足少阳交会于肩颈头角居多，手太阳则与手三焦交会于肩颈颊耳居多。独不及足太阳者，以太阳在头顶行于项背之后，故手之三经不与之交会也。

足三阴经穴总论

足太阴、少阴、厥阴三经之穴，皆起于足之内廉。如太阴之脉起于大趾之旁，少阴之脉起于足心涌泉，厥阴之脉起于大趾丛毛，循足跗上廉。是起脉之际，太阴居中，厥阴居前，少阴居后矣。如太阴穴在三阴交犹然居中，及过漏谷，一折而上地机、阴陵，太阴之脉已出厥阴之前_{经文曰交出厥阴之前}。如厥阴之穴，起处在太阴之前，行间、太冲、中封等穴是也，以三阴交为总路_{三阴交穴，原属三阴经交会之所}。而蠡沟、中都亦向前行，却一转而至膝关已向后，至曲泉则又后矣。如少阴之穴，较太阴、厥阴在后，自然谷交内踝下，多所曲折。如然谷斜向内踝后入太溪，自太溪折下为大钟，自大钟又折下为水泉，自水泉回转内踝前下为照海，自照海斜上内踝为复溜，而复溜微前于阴交，是少阴反微前于太阴矣。而交信却又居于太阴之后，竟上腨内为筑宾，以至阴谷，曲泉_{厥阴经穴}居上，阴谷居下，少阴居厥阴之后矣。凡经文一曰交出厥阴之前_{太阴也}，一曰循内踝之后_{少阴也}，一曰交出太阴之络_{厥阴也}皆举其略，而未详其曲折转换也。然曰"交出"，明是交互接换，非一径直行可知。

第①三经之穴，皆自膝而上，又交出而不同矣。如太阴之血海、箕门上冲门入腹，直上璇玑旁为周萦（荣）穴_{自冲门至周荣凡九穴，皆在胸腹}

---

① 第：但。此处不表次第。

任脉旁，在任脉外第三行，太阴又居厥阴之内；而大包一折，落于腋下，又居厥阴之外。厥阴自阴包至羊矢过阴器，即为章门，是为任脉外之第四行，厥阴又居太阴之外；而期门之在两肋，却又微向太阴之内。少阴之穴，自膝下阴谷以上无穴，竟至横骨；自横骨上至腧府凡十七穴，在任脉外之第一行，直上无折，亦无所交出。而阳明胃自缺盆而下，至乳根至归来，为任脉外之第二行，却居少阴、太阴之中间因阳明穴与三阴经穴间处，故并及之。

盖认胸腹诸穴，当以任脉为主的，而又须明三阴经与阳明经变换交出之位次也。然太阴之脉，挟咽连舌本；厥阴之脉，上颃颡出额，会督脉于巅；少阴之脉入肺中，循喉咙挟舌本。直络支络，非经穴所能尽，具载经文络脉中，更详参之可也。

足三阳经穴总论

足阳明、太阳、少阳三经之穴，皆起于头部。如足阳明之脉，起于头维，及下关、颊车、地仓等穴；经文"交额（頞）中"至"交承泣（浆）"等句，皆无穴；又出大迎，过客主人少阳穴，旁入少阳诸穴，乃下人迎，循喉咙，入缺盆。是阳明经于面部曲折甚多，然自头维而下颊车，由颊车而折入巨髎、地仓，由地仓而下大迎、人迎，经脉虽曲，穴法仍一径（经）相循也。阳明穴在上部，与太阳、少阳并行，而居额角与面之两旁；自缺盆而下乳根，凡七穴至天枢；又五穴至气冲，阳明穴却居少阴、太阴之中。但自乳根而下，不容至天枢附任脉开二寸，外陵至归来附任脉开三寸，至气街则开又二寸。一径（经）相循中，寸数不同也。如足太阳之脉，起于睛明、攒竹，交曲差及巅顶等穴而至玉枕、天柱。是太阳与督脉同居头项之中，其支脉由百会旁行至耳上角，与少阳穴会，而太阳无穴；由天柱而下肩膊，作四行，而下大杼至会阳为二行，附分至秩边为二行。太阳在头部，并督脉居顶中；在背直行，遍布于背。惟初二行，附脊开寸半，又二行，附脊开三寸，不与他经伍也。足少阳之脉，在头部两旁，曲折甚多。自瞳子髎起脉，横入听会，斜上客主人，自客主人上颔厌，斜向外为玄（悬）颅、玄（悬）厘，此三穴最难取；却转耳上曲鬓，又上为率谷，交本神；自本[神]至承灵五穴，抵于头角，总括于经文中"抵头角"之一句。却又自头角折入耳上天冲，绕于耳后，以至风池。少阳头部两旁之曲折，按图难索，以意逆之可也。经文复于手少阳、手太阳过督脉入足阳明，可见足少阳络脉纷纭，悉之则详。大概论，足阳明居额之前，太阳居头顶之后，足少阳居头之角，又居耳后。又惟足少阳与手少阳、手太阳缭绕于耳之前后也，自风池交肩井下渊液，较之极泉手少阴穴、天泉手厥阴穴，渊液微向外些，辄筋即向内一寸，日月附不容足阳明穴相开一寸五分，而京门又向外，却在章门外矣，经文"循胁里"，总言之而不详也。至带脉又与阴交平而向内，五枢又与水道平，维道、居髎、环跳皆外向而下也。然足少阳与足厥阴在胁里交接而行，不独少阳之经循胁里矣。

以上皆总论足三阳上中二部穴法。至于下部，如足太阳承扶至委中及阳辅（跗阳），俱直下无曲；至金门则在外踝骨下，自外踝折于后，为昆仑，为仆参；自仆参复折而前，为申脉；自申脉而向前为京骨，直抵至阴，太阳居足少阳之后矣。足少阳环跳、风市至阳陵泉，亦直不无曲。然阳陵穴较阳明脉微向前些，而阳交亦微向前，外丘以至绝骨，俱以外踝上为准的；丘墟又在外踝前，直至窍阴。此段穴法，绝骨至阳陵直中有曲，宜详认之，少阳居阳明之后矣。足阳明髀关、伏兔至三里，及巨虚、丰隆皆直而无曲；解溪居脚腕之中，上足跗冲阳，而内庭在足三趾次趾间，厉兑在大趾次趾端。足阳明穴在下部无曲，阳明居少阳之前矣。约而论之，太阳自头顶走后而布于背，阳明自额而下走于腹，少阳自头角而下循于胁肋。虽各不同，总入于腿胫之外廉，以达于足趾，分别观之可也。

循经考穴编下

肾脏

肾者，作强之官，伎巧出焉。附着于脊之第十四椎，当胃之（下）两旁。七节之旁，中有小心，心为火，肾为相火，故［曰］小心。七节者，自尾骶骨数上也。

肾者，主蛰，封藏之本，精之处也。其华在发，其充在骨，为阴中之少阴，通于冬气。肾之合骨也，其荣发也，其主脾也。

肾气通于耳，耳和则知五音矣。

肾气绝，即骨枯。少阴者，冬脉也，伏行而温于骨髓；骨髓不温则肉不着骨，骨肉不相亲，即肉濡而却，故齿长而枯，发无润泽，骨先死，戊日笃，已日死。

脏各一，肾独有二者，何也？然，两者皆非（非皆）肾也，其左者肾，右者命门。命门者，诸精之所舍，原气之所系也，男子以藏精，女子以系胞，故知肾有二也。

《仙经》曰：先生左肾则为男，先生右肾则为女。丹溪曰：钱仲阳云肾有补无泻。又曰：主闭藏者肾，司疏泄者肝，二脏皆有火，而其系上属于心。心者，君火也，为物所感则动，心动则相火翕然而随，虽不交会，亦暗流而疏泄矣。又曰：火有君火，有相火。以名而言，数质相生，配于五脏，故谓之君；以位而言，守位禀命，故谓之相。

足少阴之经

是经多血少气，酉时气血注此，受足太阳之交，从足走腹，左右共五十四穴。

足少阴之脉，起于小趾之下，斜趋足心。

趋，向也。足少阴受足太阳之交，起小趾之下，斜趋足心**涌泉**穴一名地冲穴在足心宛宛中。《素问·骨空论》云：取足心者，使之跪。广注云：一法以线前按齐中趾头，后按足跟，对折之，当中是穴。足少阴脉所出为井木，实则泻之。《铜人》：针五分，毋令出血，灸三壮。《明堂》：灸不及针。《素注》：针三分，留三呼。主肾家一切病，尸厥癫风，冲头痛，足心热，嗌干咽痛，目眩心惕，心中结热，身面发黄，咳唾见血，奔豚疝气，水胀，女似孕，男如蛊，股内后廉痛，痿厥嗜卧，《千金翼》更主喑不能言。岐伯云：伤寒针之，无汗则不可治，肾绝故也。

《内经》曰：头痛颠疾，下虚上实，过在足少阴、巨阳，甚则入肾。所以肾厥头痛，治在涌泉。《灵枢》曰冲头痛，《难经》曰厥头痛，皆是也。汉济北王阿母患热厥，足下热，淳于意为刺涌泉立愈，

出然谷之下，循内踝之后，别入跟中，上踹内，出腘内廉。

跟，足跟也。乃由涌泉转出内踝之前起骨下**然谷**—名龙渊穴在足踝前大骨下陷中，去照海一寸赤白肉际，与外侧京骨相对，较涌泉当微前些，为足太阴之郄①，足少阴脉所溜为荥火。《铜人》：灸三壮，针二分，留五呼。《素注》：三呼，刺之见血，令人立饥。《素问》云：刺足下中脉，血不出为肿。一法：横针一寸，可灸七壮。主消渴，心恐惧，舌纵喉闭，心痛如刺，寒疝小腹胀，气上抢胸胁，胻酸跗肿，寒湿脚气，肾家一切症，及横（踝）骨红肿，男子精浊淋沥，妇人血崩阴挺，小儿脐风撮口，

下（上）循内踝之后**太溪**—名吕细穴在足内踝后跟骨上，动脉陷中。广

---

① 足太阴之郄：《针灸聚英》原作"别于太阴，跷脉之郄"。

注：踝骨尖平过后跟去约一寸动脉中，与昆仑对。病者有此脉则生，无则死。足少阴脉所注为俞土。《素注》：针三分，留七呼，灸三壮。主久疟寒疝，心痛如刺，痰唾如胶，肾家虚冷，阴痿不起，月事乱期，血气闭塞。或肾家邪热，两腿生疮痒甚，或脚跟肿痛，并宜泻之；牙齿疼痛，伤寒脉不至，可灸七壮。

东垣曰：治痿宜导湿热，引胃气出行阳道，不令湿土克肾水，其穴在太溪，

别入跟中**大钟**穴在足跟后踵中。广注：后跟陷中，约居太溪下五分赤白肉际。足少阴络，别走太阳。《铜人》：灸三壮，针五分，留七呼。《素注》：留三呼。一法：横针五分，灸七壮。主虚则呕逆多寒，实则小便淋涩，大便秘结。又主心性痴呆，足跟肿痛。

经曰：足少阴之别，名曰大钟，当踝后绕跟，别走太阳，其别者，并经上走于心包，下贯脐脊。实则癃闭，虚则腰痛，取之所别。惟其别走太阳，故主腰脊强痛，上走心包，故主心性痴呆、

水泉穴在太溪下一寸。广注：居内踝贴骨下，就足跟两骨陷中。足少阴郄。《铜人》：灸五壮，针四分。《素注》同。一法：横针入三分，灸七壮。主目不能远视，女子月事不来，来即心下痛闷，腹痛阴挺淋沥。若踝骨痛，宜弹针出血；偏坠，宜灸之、

照海一名阴跷穴在足内踝下。广注：内踝下四分，前后有筋，上有踝骨，下有软骨，其穴居中，与申脉对，须令稳坐，足底对下针。阴跷脉之所生。八法：配列缺为客。《铜人》：针三分，灸七壮。《素注》：针四分，留六呼，灸三壮。《明堂》同。一法：横针入五分。主灸疟暴疝，心不乐，大风默默，不知所痛，视如见星，溺难，女子淋沥，月水不调，小腹痛，阴挺生疮。洁古曰：痫病夜发，宜灸阴跷，即照海也，

乃折自大钟之外，上循内踝，行厥阴、太阴之后，**经复溜**一名昌阳，一名伏白穴在足内踝上二寸陷中。广注：当比阴交微前些，前旁骨是复溜，后旁筋是交信，二穴止隔筋一条耳。足少阴脉所行为经金，肾虚补之。《素注》：针三分，留七呼，灸五壮。《明堂》：灸七壮。一法：刺入一分，沿皮顺骨下一寸，可灸二七壮。主肠澼，肠中雷鸣，腹胀如鼓，水病肢肿，淋沥，溺如散火，脊引腰痛，足痿，脐寒不温，寒湿脚气。此穴大能回六脉，决死生，

若脉微或绝，补之不见者，不可疗也。又主伤寒无汗，疟疾寒多，宜补合谷而泻此、

交信一名内筋穴在内踝上二[寸]，少阴前，太阴后，筋骨间。广注：当较阴交微后些。阴跷之郄。《铜人》：针四分，留十呼，灸三壮。《素注》：留五呼。一法：刺入一分，沿皮向后三分，灸七壮。主气淋寒疝，女子带漏不止，腰伛，股腨内廉痛，

过**三阴交**穴属足太阴，在内踝上三寸，上腨内，循**筑宾**穴在内踝上腨分中。广注：内踝上六寸际腨肉分间。阴维之郄。《素注》：针三分，灸五壮。《铜人》：留五呼。一法：横针五分，可灸七壮。主脚软无力，足腨内痛，亦主小儿胎疝，瘿瘤，癫妄，

出腘内廉，抵**阴谷**也穴在膝内辅骨后，大筋下，小筋上，按之动脉应手，屈膝取之。广注：当在曲泉前横纹尖处。岐伯云：屈膝有两缝尖，上为曲泉，下为阴谷。少阴脉所入为合水。《铜人》：针四分，留七呼，灸三壮。一法：针可一寸五分，灸二七壮。主股内廉痛，膝痛不得屈伸，溺难阴痿，舌纵涎下，少腹急如水鼓，引阴痛，阴囊湿痒，带漏不止。

【点评】"大筋""小筋"，分别指半腱肌肌腱与半膜肌肌腱。阴谷穴处不能触及动脉搏动，所说"按之动脉应手"系沿袭《窦太师针经》的错误。

上股内后廉，贯脊属肾，络膀胱。

前已抵阴谷，此由阴谷上股内后廉，贯脊会于督脉之**长强**穴在脊骶骨端，足少阴、少阳之所结会，还出于前，循**横骨**穴在大赫下一寸，肓俞下五寸。广注：阴上横骨中，宛曲如仰月，去腹中行各一寸。一法：曲骨旁开一寸五分。（按：此上至肓俞六穴，《铜人》皆开中行一寸五分，《素注》又云半寸，三说不同，相承备考。愚意如《素注》，则逼近任脉；如《铜人》，则逼近胃脉，莫若从一寸之说为正也。）足少阴、冲脉之会。《铜人》：灸三壮，禁针。《素注》：刺一寸，灸五壮。一法：可直刺二寸五分，灸五七壮。主竖疝偏坠，木肾肿大，阴气入腹，肾气

冲心，妇人月事闭绝，小腹攻注疼痛，灸之立效。亦治腹胀小便难，目赤痛从内眦始、

大赫—名阴维，一名阴关穴在气穴下一寸。广注：去腹中行各一寸，与中极相平。足少[阴]、冲脉之会。《铜人》：灸五壮，针三分。《素注》：针一寸，灸三壮。一法：直针二寸五分，灸可五七寸(壮)。主虚劳失精，小腹急胀疼痛，肾气冲心，男子阴器短缩，茎中痛，妇人赤带、

气穴—名胞门，一名子户穴在四满下一寸。广注：去腹中行各一寸，与关元平。足少阴、冲脉之会。《铜人》：灸五壮，针三分。《素注》：针一寸，灸五壮。一法：直针二寸，灸可二七壮。主妇人子宫久冷，不能成孕，赤白淋沥，月事不调，败血逆气攻冲，两肋疼痛。又治奔豚气上下引脊痛，泄利不止，目赤痛从内眦始、

四满—名髓府穴在中注下一寸。广注：去腹中行各一寸，与石门平。足少阴、冲脉之会。《铜人》：针三分，灸三壮。《素注》：刺一寸，灸五壮。一法：可五十壮。主疝瘕肠澼，脐下切痛，男子遗精白浊，妇人血崩月病，恶血疗痛，及小便不禁，气攻两肋疼痛、

中注穴在肓俞下一寸。广注：去腹中行各一寸，与阴交平。足少阴、冲脉之会。《铜人》：针一寸，灸五壮。《素注》同。一法：针二寸五分。主脾泄不止，或小腹有热，大便燥坚，小便淋涩，妇人月事不调，腰腹疼痛、

肓俞穴在商曲下一寸。广注：去腹中行各一寸，与神阙平，足少阴、冲脉之会。《铜人》：针一寸，灸五壮。《素注》同。一法：针入二寸五分，可灸三七壮。主腹膨满，奔响寒疝。(按：诸家以疝属肾，故足少阴经诸髎穴多兼治疝。独丹溪以疝本诸肝经，足证千古之讹。)

【**点评**】此按语出自高武《针灸聚英》。而先于丹溪，张从正已有"疝本肝经"专论，很有见地。

当肓俞之所，脐之左右会属于肾，以下循任脉之**关元**穴在脐下三寸，足三阴、任脉之会、**中极**穴在脐下四寸，足三阴、任脉之会而络绕于膀胱也。

其直行者，从肾上贯肝膈，入肺中，循喉咙，挟舌本。

此直行者，仍从肓俞属肾处上行，而循**商曲**穴在石关下一寸。广注：合水分旁开各一寸五分。足少阴、冲脉之会。《铜人》：针一寸，灸三壮。《素注》：灸五壮。一法：针二寸，灸三七壮。主腹中积聚，大便或泄或闭，时时切痛、

石关穴在阴都下一寸。广注：合建里旁开一寸五分。足少阴、冲脉之会。《铜人》：针一寸，灸三壮。《素注》：灸五壮。一法：针二寸，灸三七壮。主呕逆气喘，脾胃虚寒，饮食不消，翻胃吐食，口出清涎，妇人子脏有恶血上冲腹痛，男子气淋，小便不清、

阴都一名食宫穴在通谷下一寸。广注：中脘旁开各一寸五分。足少阴、冲脉之会。《铜人》：针三分，灸三壮。《素注》：针一寸，灸五壮。一法：针入二寸五分，灸三七壮。主肠鸣腹胀，逆气抢胁、

通谷穴在幽门下一寸。广注：上脘旁开各一寸五分。足少阴、冲脉之会。《铜人》：针五分，灸五壮。《素注》：针一寸。《明堂》：灸三壮。一法：针一寸五分，可灸三七壮。主心气攻注，两胁疼痛，口吐清涎，食饮不化

诸穴，贯肝，上循**幽门**一名上门穴在巨阙旁开各一寸五分。足少阴、冲脉之会。《铜人》：针五分，灸五壮，《素注》同。一法：刺可二寸五分，灸三七壮。主心中引痛，健忘失志，气逆烦闷，呕吐涎沫，妇人乳汁不通，乳痈乳疖，

上膈，循**步廊**穴在神封下一寸六分陷中，仰而取之。广注：合居中庭旁二寸。《铜人》：针三分，灸五壮。《素注》：针四分。一法：刺入一分，沿皮向外一寸五分，灸可二七壮。主伤寒过经不解，支满咳逆，喘息闭闷，

入肺中，循**神封**穴在灵墟下一寸六分陷中，仰而取之。广注：合膻中旁开各二寸。《铜人》：针三分，灸五壮。《素注》：针四分。一法：针入一分，沿皮向外一寸五分，可灸三七壮。主寒热洒淅，咳逆胸满肺痛、

灵墟穴在神藏下一寸六分陷中，仰而取之。广注：合玉堂旁开各二寸。《铜人》：针三分，灸五壮。《素注》：针四分。一法：刺一分，沿皮向外一寸五分，灸二七壮。主胸膈满痛，咳逆不已，痰涎壅寒，呕噎等症、

神藏穴在彧中下一寸六分陷中，仰而取之，合紫宫旁开各二寸。《铜人》：针三分，灸五壮。《素注》：针四分。一法：刺入一分，沿皮向外一寸五分，灸二七壮。主哮逆胸满，呕吐不食、

彧中穴在腧府下一寸六分陷中，仰而取之。广注：合华盖旁开二寸。《铜人》：针三分，灸五壮。《素注》：针四分。一法：刺入一分，沿皮向外一寸五分，灸二七壮。主哮喘气逆，痰涎壅塞，胸膈疼痛，妇人吹乳乳痛，及紫白癜风。（紫白癜风，何以取肾之彧中？想此穴已属肺之部分也）、

俞府穴在巨骨下一寸六分陷中，仰而取之。广注：合璇玑旁开二寸。《铜人》：针三分，灸五壮。《素注》：针四分。一法：刺入一分，沿皮向外一寸五分，灸二七壮。主久嗽吐痰，亦治骨蒸，及妇人血热妄行，

而上喉咙，并**人迎**穴属足阳明，在颈大动脉应手，挟结喉旁一寸五分，挟舌本而终也。

其支其，从肺出络心，注胸中。

《要旨论》曰：两乳间为胸。前直者，已上挟舌本而终矣，此支者，自神藏别出绕心，注胸之膻中，以交于手厥阴。故手厥阴心包络经起于胸中也。

是动则病饥不欲食，面如漆柴，咳唾则有血，喝喝而喘，坐而欲起，目䀮䀮如无所见，心悬如饥状，气不足，则善恐，心惕惕如人将捕之，是为骨厥。是主肾所生病者，口热舌干，咽肿上气，嗌干及痛，烦心心痛，黄疸肠澼，脊股内后廉痛，痿厥嗜卧，足下热而痛。为此诸病，盛则泻之，虚则补之，热则疾之，寒则留之，陷下则灸之，不盛不虚，以经取之。灸则强食生肉。缓带被发，大杖重履而步。盛者，[寸口]大再倍于人迎；虚者，反小于人迎也。

心包络右肾之配

心包络，在心下横膜之上，竖膜之下，与横膜相粘而黄脂漫裹

者，心也；其漫脂之外，有细筋膜如丝，与心肺相连者，心包也。

手厥阴心主，又曰心包何也？曰：君火以名，相火以位，手厥阴代心火行事，以用而言，故曰手厥阴心主；以经而言，曰心包络，一经而二名，实相火也。

手厥阴之经

是经多血少气，戌时气血注此，受足少阴之交，从胸走手，左右共一十八穴。

手厥阴之脉，起于胸中，出属心包，下膈，历络三焦。《黄帝针经》《灵枢经》皆云"心主手厥阴心包络之脉"；《甲乙经》云"手心主之脉"。

【点评】明抄本《针灸甲乙经》作"手心主之脉"，明刻本《针灸甲乙经》作"心主手厥阴之脉"。可见，《循经考穴编》据明抄本引《针灸甲乙经》之文。

《要旨论》云：鸠尾上蔽骨一名臆，臆上为歧骨，歧骨上为胸。历，经历也。膈者，《二景图》云：心下有膈膜，与脊胁周回相着，遮蔽浊气，不使上熏于心肺也。三焦者，《三十一难》曰：上焦在心下下膈，当胃上口，其治在膻中；中焦在胃中脘，其治在脐旁；下焦在脐下，当膀胱上口，其治在脐下一寸。手厥阴受足少阴之交，起于胸中，出络心包，由是下膈，历络于三焦之**上脘**穴属任脉，在脐上五寸、**中脘**亦属任脉，在脐上四寸及脐下一寸**阴交**亦任脉穴之分也。

其支者，循胸出胁，下腋三寸，上抵腋下，下循臑（臑）内，行太阴、少阴之间，入肘中。《甲乙经》"腋"作"掖"，《灵枢经》：上抵腋，下循臑内。

《要旨论》云：胁上际为腋，胁骨下为肋。此经已历络三焦，而又自心包之上，支而横出，循胸出胁，下腋三寸至**天池**一名天会穴在腋下三寸，乳后一寸，着胁直腋橛肋间。手足厥阴、少阳之会。《铜人》：灸三

壮，针三分。《素注》同。《甲乙》：针七分。一法：刺一分，沿皮向后五分。主胸膈烦闷，胁肋疼痛，马刀瘰疬，

上行抵腋下，下循臑内之**天泉**—名天温（湿）穴在曲腋下臂二寸。广注：看腋间对缝处量下二寸。《铜人》：针六分，灸三壮。《素注》同。主心痛，胸胁支满，咳逆，膺连背胛及臂内廉痛，

以介乎太阴、少阴两经之中，入肘中之**曲泽**也穴在肘内廉下陷中，屈肘得之。广注：肘内廉下横纹尽处大筋间，与尺泽相并，约去寸许，屈手如弓，方可下针。手厥阴脉所入为合水。《铜人》：灸三壮，针三分，留七呼。《素注》同。一法：针五分，禁灸。主九种心疼，肘腕掣摇疼痛。

下臂行两筋之间，入掌中，循中指，出其端。

又由肘中下臂，行臂两筋之间，循**郄门**—名四白①穴在掌后去腕五寸。广注：合掌横纹上去五寸两筋间。手厥阴之郄。《铜人》：针三分，灸五壮。《素注》：灸三壮。一法：刺一寸五分，灸二七壮。主久疟不瘥，心胸疼痛，五心烦热，神气不足，呕血衄血、

间使穴在掌后三寸两筋间陷中。广注：内关上去一寸也。手厥阴脉所行为经金。《铜人》：针三分，灸五壮。《素注》：针六分，留七呼。《明堂》：灸七壮。《甲乙》：灸三壮。一法：刺一寸五分，透支沟，灸可二七壮。主伤寒结胸，中风气塞，痫狂霍乱，久疟久病，心疼惊悸，腋肿肘挛，妇人经病，小儿客忤、

内关—名阴维穴在掌后去腕二寸两筋间。广注：大陵后二寸，正对外关。手心主络，别走少阳。八法：通阴维脉，配公孙为母。《铜人》：针五分，灸三壮。《素注》：灸五壮。一法：宜刺一寸，透外关，可灸三七壮。主翻胃膈气，中满痞胀，脾胃不和，脏腑胸胁一切疾痛。又主癫痫狂妄，痞块疟疾，目赤肘挛。实则心暴痛，泻之；虚则头强，补之。《脉经》曰：手心主之别，名曰内关，出两筋间，循经以上系于心包。心系气实则心痛；虚则烦心，取之两筋间、

大陵穴在掌后两筋间陷中。广注：掌横纹两筋间陷中，仰而手（手而）取之。手厥阴脉所注为俞土。心包实泻之。《铜人》：针五分。《素注》：针六分，

---

① 四白：疑指"二白"四穴，而以此作为"郄门"穴之别名，欠妥。

留七呼，灸三壮。一法：直刺三分，可灸七壮。主心胸疼痛，两胁攻注，喉痹目赤，妇人乳痈，手臂生疮，俗呼为疥门，此穴是也，

入掌中**劳宫**一名掌中穴在掌中央，屈无名指取之。广注：掌心横纹中，屈中指无名指，取二指之间，手厥阴脉所溜为荣火。《素注》：针三分，留六呼。《铜人》：灸三壮。《明堂》：针二分，得气即泻，刺不可过三度；多，令人虚。一云：禁灸，灸则息肉日加。主两手风燥，九种心疼，口疮龈痛，手心发热，

循中指，出其端之**中冲**云穴在手中指之端，去爪甲如韭叶。手厥阴脉所出为井木。心包虚，补之。《铜人》：针一分，留三呼。《素注》同。《明堂》：灸一壮。一法：刺一分，沿皮向外（后）三分，禁灸。主中风、中暑、中气等证，不省人事。及热病烦闷，掌络身炙，九种心痛，喉舌等症，出血为妙。

其支别者，从掌中，循小指次指出其端。《灵枢经》《甲乙经》皆云：其支者，别掌中。

小指次指，无名指也。前支已循中指出其端矣，此又自劳宫穴支而别行，循小指次指出其端，以交于手少阳。故手少阳三焦经起于小指次指之端也。

是动则病手心热，臂肘挛急，腋肿，甚则胸胁支满，心中憺憺大动，面赤目黄，喜笑不休。是主脉所生病者，烦心心痛，掌中热。为此诸病，盛则泻之，虚则补之，热则疾之，寒则留之，陷下则灸之，不盛不虚，以经取之。盛者，寸口大一倍于人迎；虚者，寸口反小于人迎也。

三焦右尺命门之府

三焦者，决渎之官，水道出焉。乃水谷之道路，气之所终始也。上焦在心下下膈，当胃上口，主纳而不出，其治在膻中。中焦在胃中脘，不上不下，主腐熟水谷，其治在脐旁。下焦当膀胱上口，主分别清浊，主传道，出而不纳，其治在脐下一寸，是名三焦也。

滑氏曰：三焦者，相火也，火能熟水谷，焦万物者，莫熯乎火。是火者，腐熟之气也。三焦有名无形，寄于膈膜脂膏之内，为五脏六腑之隙，水谷流化之关。其气融会于其间，发达皮肤分肉，运行四旁上中下，各随其所属部分而名之，实元气之别使也。是故虽无其形，倚内外之形而得名；虽无其实，合内外之实而为位者也。

丹溪曰：三焦以腐熟为义，而下焦司肝肾之分，又阴而主乎下者也。天非此火不能以生物，人非此火不能以有生。又《经》云：上焦如雾，中焦如沤，下焦如渎。盖人心湛寂，欲想不兴，则精气散在三焦，以荣百脉。若想念杂起，欲火炽然，则翕撮三焦，精气流溢于命门输泻而去矣。

手少阳之经

是经多血少气，亥时气血注此，受手厥阴之交，从手走至头，左右共四十六穴。

手少阳之脉，起于小指次指之端，上出次指之间，循手表腕，出臂外两骨之间，上贯肘。《灵枢经》《甲乙经》皆云上出两指之间。

《要旨论》云：臂骨尽处为腕，臑尽处为肘。手少阳起小指次指之端**关冲**穴穴在手小指次指之端，去爪甲角如韭叶。广注：手无名指端外侧也。手少阳脉所生（出）为井金。《铜人》：针一分，留三呼，灸一壮。《素注》：灸三壮。一法：刺一分，沿皮向后三分，禁灸。主三焦邪热，喉痹目翳，心中烦闷，唇干舌裂，口吐酸水，肘膊痛不能举，宜弹针出血为妙，

上出次指之间，历**液门**穴在手小指次指间陷中。广注：手无名小指本节前歧缝尖陷中，按卓（桌）上覆手取之。手少阳脉所溜为荥水。《素注》：针三分，留三呼，灸三壮。一法：刺五分，灸七壮。主咽外肿，目赤涩，暴聋头痛，手背红肿，五指拘挛，腕中无力，臂痛不得上下，及四肢浮肿，痎疟寒热、

中渚穴在小指次指本节后间陷中。广注：合居液门下一寸。手少阳脉所注

为俞木。三焦虚补之。《素注》：针二分，留三呼。《铜人》：灸三壮，针三分。《明堂》：灸二壮。凌氏：直刺八分，禁灸。主脊间心后痛，肘臂挛疼，五指不得握，及风眩头痛，目瞖耳聋，

循手表腕之**阳池**—名别阳穴在手表腕上陷中。广注：指本节直下至腕背中心两筋间。手少阳脉所过为原，三焦虚实皆拔之。《素注》：针二分，留六呼，灸三壮。《铜人》：禁灸。一法：直针三分。《指微》云：透大陵，但不得摇手，恐伤针转曲也。主腕痛无力，或红肿不可屈伸。亦主消渴烦闷，

出臂外两骨之间，历**外关**—名阳维穴在腕后二寸陷中。广注：两筋骨罅间，与内关相对。手少阳络，别走心主。八法：配临泣，通阳维为女。《铜人》：针三分，留七呼，灸三壮。《素注》同。一法：针透内关，灸可二七壮，主四肢筋骨痛，臂指不得屈伸。实则肘挛，泻之；虚则不收，补之。亦主耳聋鼻衄、

支沟—名飞虎穴在腕后三寸两筋之间陷中。手少阳脉所行为经火。《铜人》：针二分，灸二七壮。《明堂》：灸五壮。《素注》：针二分，留七呼，灸三壮。一法：针透间使，禁灸。主上焦胁肋疼痛，胸膈闭闷，下焦二便秘涩，中焦霍乱呕吐，及伤寒热病不汗，四肢浮肿，瘰疬疥癣，妇人经阻，产后血晕、

会宗穴在腕后三寸、四寸空中。广注：合去前穴五分。《素注》：针三分，灸三壮。《铜人》：灸七壮。《明堂》：灸五壮，禁针。一法：针一寸五分。主三焦邪热上壅，气滞喘满，耳聋肤痛、

【**点评**】"穴在腕后三寸、四寸"，《针灸聚英》作"三寸"，《针灸集书》作"四寸"。此则兼取二说作"三寸、四寸"。

三阳络—名通门穴在臂上大交脉之处，支沟上一寸。广注：一云上支沟二寸，透郄门。《铜人》：灸七壮。《明堂》《素注》：灸五壮，禁针。主臂痹不举，暴喑耳聋。一云：挫闪腰疼，宜弹针出血、

四渎穴在肘前五寸外廉陷中。广注：合肘尖骨来前五寸筋骨陷间。《铜人》：灸三壮，针六分，留七呼。一法：直刺入二寸，可灸七壮。主臂膊疼痛，暴气耳聋，

乃上贯肘，抵**天井**也穴在肘大骨后一寸两筋间陷中。广注：甄权云曲肘后一寸，叉手按膝头取之，两筋骨罅间。一法：宜叉手腰间，取肘外大骨尖上去一寸，两筋叉骨罅间。手少阳脉所入为合土。三焦实泻之。《素注》：针一寸，留七呼。《铜人》：灸三壮。《明堂》：灸五壮，针三分。一法：直刺五分，灸七壮。主颈项瘰疬，肩肘疼，握物不得，锐眦赤，偏头痛，耳聋喉痹，及大风嘿嘿，寒热凄凄，癫痫瘛疭。

循**臑**外上肩，交出足少阳之后，入缺盆，交膻中，散络心包，下膈，循属三焦。《灵枢经》《甲乙经》"肩"字下皆有"而"字；"交"膻中，《灵枢》又作"布"。

肘，臂节也；臑者，肩肘之间。《要旨论》云：膊下对腋处为臑，巨骨下为缺盆，两乳之间为膻中。心包者，膻中之异名。是命门相火用事之分也。心下为膈，三焦说见前。此经前已贯肘抵天井矣，此自天井上行，循臑臂之外，历**清冷（泠）渊**穴在肘上二寸，伸肘举臂取之。广注：合肘骨尖后上去二寸。《铜人》：针二分，灸三壮。《素注》同。一法：平针五分。主肩臂痹痛不得上下、

消泺穴在肩下臂外间，腋斜肘分下行。广注：肩下三寸，肘尖约去六寸，臂外骨内肘斜分间。《铜人》：针[一]分，灸三壮。《明堂》《素注》皆针六分。一法：平针五分，灸可二七壮。主臂外廉肿痛，或麻风冷痹，及晴花头晕，颈项强急，臂疽等症，

行手太阳之里，阳明之外，循臂之**臑会**一名臑髎穴在肩前廉，去肩头三寸。广注：肩之前廉骨下去肩头三寸。手少阳、阳维之会。《素注》：针五分，灸五壮。《铜人》：针七分，留十呼，得气即泻，灸七壮。一法：平针五分，灸七壮。主肩痛引胛，肩巨骨肿疼，臂膊不仁，颈项瘿疬，

上肩循**肩髎**穴在肩端臑上，斜举臂取之。广注：臑会之上，举臂有空。《铜人》：针七分，灸二壮。《素注》同。《明堂》：灸五壮。一法：针寸半，灸七壮。主肩臂重痛，不得举动，宜弹针出血、

天髎穴在肩缺盆中，上毖骨之际陷中。广注：须取缺盆上毖骨际肩壅肉

上，与大杼附平，约间寸许，莫误针陷处伤人。手足少阳、阳维之会。《铜人》：针八分，灸三壮。《素注》同。一法：平针五分，灸可二七壮。主肩肘引痛，项筋强急气，项肿大，胸中烦闷，

交出足少阳之后，过秉风穴属手太阳，在肩上小髃后，手太阳、阳明、手足少阳之会、肩井穴属足少阳，在缺盆上肩大骨前一寸半，以三指按中指下陷中，手足少阳，阳维之会，下入缺盆穴属足阳明，在肩下横骨陷者中，复由足阳明之外，而交会于膻中穴属任脉，在两乳间，散布络绕于心包，乃下膈，当胃上口以属上焦，于中脘以属中焦，于阴交穴与中脘皆属任脉，中脘在脐上四寸，阴交在脐下一寸以属下焦也。

其支其，从膻中，上出缺盆，上项，系耳后直上，出耳上角，以属下颊至䪼。《黄帝针经》《甲乙经》"颊"皆作"颔"。

《要旨论》云：脑后为项，目下为䪼。此经前已入缺盆，下属三焦矣，又从膻中支而上出缺盆之外，上项过大椎穴属督脉，在第一椎上陷中，手足三阳、督脉之会，循天牖穴在颈大筋外，缺盆上，天容后，天柱前，完骨下，发际上。广注：约上发际寸许，居翳风下，颔骨尽处雍肉上为是。又法：约结喉旁开七寸五分。《铜人》：针一寸，留七呼，不宜补，不宜灸，灸令人面肿眼合，先取谵谵，后取天容、天池即瘥，若不针谵谵则难疗。《明堂》：针五分，得气即泻，泻尽更留三呼，泻三吸，不宜补。《素注》《下经》：灸可三壮。《资生》云：一壮。一法：针五分。主肩膊及两胛痛，颈筋强不能回顾，目痛目昏，耳暴重听，头风面肿，

上耳后，经翳风穴在耳后尖前陷中，按之引耳中痛。广注：耳下尖角贴耳坠后骨下陷中，开口有空。《针经》：铜钱三十文令咬之，然后取穴。手足少阳之会。《素注》：针四分，灸三壮。《铜人》：针七分，灸七壮。《明堂》亦三壮，灸刺俱宜咬钱。一法：针五分，灸七壮。主耳鸣耳痛，耳中湿痒，口噤颊肿，牙车紧急，嘴眼㖞僻，小儿喜欠、

瘈脉一名资脉穴在耳本后，鸡足青络之间。广注：一法贴耳后翳风上前，与听会相平。《铜人》：针一分，宜弹针出血如汁，不得多，灸三壮。《素注》

同。主耳鸣聋，目眈瞢瞢，及小儿惊痫瘛疭、

颅息穴在耳后青脉中。广注：须耳后上头些，去瘛疭（脉）约□□。《铜人》：灸七壮，禁针。《素注》：针一分，忌出血。《明堂》同，灸三壮。一法：刺一分，沿皮向后五分，禁灸。主头风偏正，面痒如虫行，额解红肿，两颐生疮，小儿瘛疭，

直上出耳上角至**角孙**穴在耳廓中间，开口有空。广注：须取耳廓中间发际下，开口有空处。手太阳、手足少阳之会。《铜人》：灸三壮。《明堂》：针八分。《素注》：针三分。一法：刺一分，沿皮向后五分。主耳廓红肿，牙车不利，目翳齿龋，唇吻强急，

过**悬厘**穴属足少阳，在曲周颞颥下廉，手足少阳、阳明之会、**颔厌**亦属足少阳，在曲周颞颥上廉，手足少阳、阳明之会、**阳白**亦属足少阳，在眉上一寸，直目瞳子，手足少阳、阳明之会、**睛明**穴属足太阳，在目内眦，手足太阳、阳明、少阳五脉之会，以屈曲下耳颊至颐，会**颧髎**穴属手太阳，在面颊兑骨端陷中，手少阳、太阳之会之分也。

其支者，从耳后入耳中，却出至目锐眦。《灵枢经》云：入耳中，出走耳前，过客主人前交颊，至目锐眦；《甲乙经》同，惟"锐"作"兑"。

前支已至颐，此又支而别行，从耳后翳风穴入耳中，过**听宫**穴属手太阳，在耳中珠子，大如赤小豆，手足太阳、少阳之会，**却出历耳门**穴在耳前起肉，当耳缺者陷中。《铜人》：针三分，留三呼，灸三壮。《下经》：禁灸，病[宜]灸亦不得过三壮。一法：横刺入五分。主耳鸣聋，聤脓湿痒，及口噤天吊、

禾（和）髎穴在耳前兑发下横动脉。手足少阳、手太阳之会。《铜人》：针七分，灸三壮。《素注》：针三分。一法：刺一分，沿皮向后一寸五分。主头重痛，牙车引急，耳鸣嘈嘈，瞻视招摇，瘛疭口僻，

至目锐眦，会足少阳于**瞳子髎**穴属足少阳，在目外眦五分。手太阳、手足少阳之会，**循丝竹空**—名目髎穴在眉后陷中。广注：眉梢后去眉二分陷者中。[手足]少阳脉气所发。《铜人》：禁灸，灸令人目小且盲，针三分，留三呼，宜泻不宜补。《素注》：留六呼。一法：刺一分，沿皮向前一寸五分，主目疾；向后一寸[五分]透率谷，主头风。又主一切头面眉目或肿赤或痒麻，及目眩头晕，

面掣眉跳，睫毛倒卷，目内红痛。治头风可灸七壮，余并禁灸

而终，以交于足少阳。故足少阳胆经起于目锐眦也。

是动则病耳聋，浑浑焞焞，嗌肿喉痹。是主气所生病者，汗出，目锐眦痛，颊肿，耳后肩臑肘臂外皆痛，小指次指不用。为此诸病，盛则泻之，虚则补之，热则疾之，寒则留之，陷下则灸之，不盛不虚，以经取之。盛者，人迎大一倍于寸口；虚者，人迎反小于寸口也。

胆腑

胆为中正之官，决断出焉。凡十一脏咸取决于胆也。胆居肝之短叶间，盛精三合，为清净之腑。盖诸脏皆传秽浊，独胆无所传道，故曰清净。若胆汁减而虚，则目昏；吐伤胆倒，则视物皆倒植矣。

足少阳之经

是经多气少血，子时气血注此，受手少阳之交，从头走足，左右共八十六穴。

足少阳之脉，起于目锐眦，上抵角，下耳后。《灵枢经》《甲乙经》皆云上抵头角。

《要旨论》云：目外眦为锐眦。足少阳经起目锐眦之**瞳子髎**一名太阳，一名前关穴在目外去眦五分。手太阳、手足少阳之会。《素注》：灸三壮，针三分。一法：刺一分，沿皮向内透鱼腰。主眉棱骨痛如破，目疼如裂，胬肉攀睛，翳膜眵矇，眦痒泪出，天吊抽搐，

由是而循**听会**穴在耳前陷中，张口得之，动脉应手。广注：约居上关下一寸，张口有空，令人咬尺，方可下针。一法：正当耳门掩耳肉前，开口取之，动脉宛宛中。足少阳脉所过。《铜人》：针一分，留三呼，得气即泻，不须补，日灸五壮，止三七壮。《明堂》：针三分，灸三壮。《素注》：针四分。一法：横

针五分，灸二七壮，炷如鼠矢，此穴大能宣通耳气。主耳聋气闭，或鸣或湿或痒，及牙关脱白，或紧急不开，齿疼腮肿、

客主人一名上关穴在耳前起骨上廉，开口有空动脉中。手足少阳、阳明之会。《铜人》：灸七壮；禁针。《明堂》：[针]一分，得气即泻，日灸七壮，止三七壮。《下经》：灸十壮。《素注》：针三分，留七呼，灸三壮。《素问》：禁深刺，深则交脉伤，为内漏耳聋，欠而不得咳。一云：上关刺深，令人开口不得合，下关久留针，令人合口不得开。一法：刺一分，沿皮向后一寸，灸七[壮]，炷如鼠矢。主唇吻强，口眼㖞，牙关紧急，耳聋齿龋，偏头风痛，

上抵头角，循**颔厌**穴在曲周颞颥上廉。广注：脑空穴上廉也。（按：曲周，诸书皆同，惟一本作"曲角"。经文云，上抵角，则曲周者，当是头角之曲隅处也。《要旨论》云：耳上入发际为曲隅，颞颥者，脑空之别名，穴属本经，在临泣后去六寸。）手足少阳、阳明之会。《铜人》：灸三壮，针七分，留七呼。《素注》：针三分，不可深，深令人耳无闻。一法：刺一分，沿皮向外[一寸五分]。禁灸，主头风颈痛，目眩耳聋，外眦急，好嚏。一云：两耳珠痛，头风，两太阳痛，俱宜泻之，或弹针出血、

【点评】关于颔厌穴定位，《黄帝明堂经》作"在曲周颞颥上廉"。"颞颥"此词原指耳前动处，后将此脉分作3穴，其上廉为"颔厌"，其中部为"悬颅"，下廉为"悬厘"。要给出颔厌穴以及相关的悬颅、悬厘穴正确定位，关键在于正确理解《黄帝明堂经》"曲周颞颥"一词。所谓"曲周"者，是指自额角下耳前的发际，呈弧形者。宋以前文献仅王冰注作"曲角"。明代楼英《医学纲目》从之。王惟一当年编《铜人腧穴针灸图经》没有采用医家一向遵从的王冰之说"曲角"，很有见地，然而宋"天圣铜人"点穴者却将耳前颞颥理解成耳后颞颥，将"颔厌""悬颅""悬厘"3穴定在了耳后（可能编《铜人腧穴针灸图经》与铸铜人非同一人主持），造成了千古错案，后人不知为此打了多少笔墨官司，至今不明真相。宋代王执中编《针灸资生经》时，想必见过当时的宋

"天圣铜人"，因而在抄录《铜人腧穴针灸图经》腧穴时，将"颔厌""悬颅""悬厘"3穴定位文字中的"颞颥上廉""颞颥中廉""颞颥下廉"之"颞颥"均径直改作了"脑空"，《循经考穴编》"广注"也传此误。在明正统仿宋铜人发现之前，这一直是一个不解之谜。也幸亏宋"天圣铜人"在宋以后历尽沧桑，一般针灸医家无缘得见，否则以该铜人的影响力，恐怕流传至今的这3个穴早已不在其位了。可见，对一个术语的误解，直接造成宋代针灸经穴国家标准中3个穴位的误定。

悬颅穴在曲周颞颥中廉。广注：脑空中廉也。手足少阳、阳明之会。《铜人》：灸三壮，针三分，留三呼。《素注》：[针七分]，留七呼。《明堂》：针二分，刺深令人耳无闻。一法：刺一分，沿皮向前□□□。主头偏痛引目外眦，目昏瞢红肿，齿颊疼痛、

悬厘穴在曲周颞颥下廉。广注：脑空下廉也。手足少阳、阳明之会。《铜人》：针三分，灸三壮。《素注》：留七呼。一法：刺一分，沿皮向前□□□□，禁灸。主头偏痛，面红肿，目锐眦赤痛，俱宜泻之，或出血为妙，

由悬厘外循耳上发际，至**曲鬓**一名曲发穴在耳上发际，曲隅陷中，鼓颔有空。广注：一法云欲取曲鬓、悬厘、悬颅、颔厌四穴，当先取率谷，次取客主人，然后均分四穴去为是。足太阳、少阳之会。《铜人》：针三分，灸三壮，《素注》同。一法：针一分，沿皮向下透听会，或平针五分，灸五壮。主口眼㖞斜，颔颊肿痛，牙紧口噤，项不得顾，脑两角痛引目眇、

率谷穴在耳上如前三分，入发际一寸五分陷中。广注：须嚼而取之。一法：卷耳尖向前点著处宛宛中。足太阳、少阳之会。《铜人》：针三分，灸三壮。《素注》：针四分。一法：刺一分，沿皮向前透丝竹空。主偏正头风，眼疾，

由率谷外折，循**天冲**穴在耳平后三分，入发际二寸。足太阳、少阳之会。《铜人》：灸七壮。《素注》：针三分，灸三壮。主偏正头疼，耳虚鸣湿痒，龈肿癫风风痉、

浮白穴在耳后入发际一寸。足太阳、少阳之会。《铜人》：针三分，灸七壮。《素注》：灸三壮。主耳鸣耳聋，头重如石，颈项痈瘘，喉痹齿痛、

窍阴一名枕骨穴在完骨上，枕骨下，动摇有空。足太阳、手足少阳之会。《铜人》：针三分，灸七壮。《甲乙》：针四分，灸五壮。《素注》：针三分，灸三壮。一法：横针入五分，灸二七壮。主头目疼，项颔痛，耳嘈嘈无闻，眩晕，喉痹，舌强、

完骨穴在耳后入发际四分。足太阳、少阳之会。《铜人》：针三分，灸七壮。《素注》：留七呼，灸三壮。《明堂》：针二分，灸以年为壮。一法：横针五分，灸二七壮，主项疼颊肿，牙车紧急，口眼㖞斜，中风不遂，手足挛痿，齿龋喉痹、

角孙穴属手少阳，在耳廓中间□上，开口有空，手太阳、手足少阳之会，又自完骨外折，循本神穴在曲差旁一寸五分，直耳上入发际四分。广注：合神庭旁开三寸。足少阳、阳维之会。《铜人》：针三分，灸七壮。《素注》：灸三壮。一法：直针三分，禁灸。主中风不省人事，目眩项急，癫痫偏风，

过曲差穴属足太阳，在神庭旁一寸五分，下至阳白穴在眉上一寸，直目瞳子。广注：当眉正中量上一寸也。手足阳明、少阳、阳维五脉之会。《素注》：针三分。《铜人》：针二分，灸三[壮]。一法：直刺二分，禁灸。主赤脉贯睛，胬肉攀珠，或赤肿，或冷眵，及风寒头痛，

会睛明穴属足太阳，在目内眦，会手足太阳、足阳明、少阳、阳跷、阴跷，复从睛明上行，循临泣穴在目直上入发五分陷中。广注：令人正视取之。足太阳、少阳、阳维之会。《铜人》：针三分，留七呼，《素注》同。一法：刺入一分，沿皮向后一寸。主目眩目翳，鼻塞鼻渊，羞明冷泪，外眦疼痛。棱针出血，则目自明、

目窗一名至荣穴在临泣后一寸五分。足少阳、阳维之会。《铜人》：针三分，灸三壮。《素注》：灸五壮。一法：可灸七壮，三度刺，或棱针出血，令目大明。主一切目疾，青盲内障，宜先泻后补；暴赤肿疼，宜单泻之。亦治头痛头旋，面目浮肿、

正营穴在目窗后一寸五分。足少阳、阳维之会。《铜人》：针三分，灸三壮。《素注》：灸五壮。一法：可七壮。主目眩头痛，齿疼吻急，又治痰饮头晕，呕吐不已，恶闻人声，名曰醉头风，宜先泻后补、

承灵穴在正营后一寸五分。足少阳、阳维之会。《素注》：针三分，灸五壮。一云：禁针，可灸七壮。主脑风头痛，衄衄鼻窒、

脑空一名颞颥穴在承灵后一寸五分，挟玉枕骨下陷中。广注：一法云风池上二寸，与耳尖平。足少阳、阳维之会。《素注》：针四分。《铜人》：针五分，得气即泻，灸三壮。一法：刺一分，沿皮向下一寸五分，灸五壮。主头面虚肿，气盛耳胀。又主劳羸体热，颈强头重。魏武患头风，发即目眩心乱，华佗为刺脑空，立愈、

风池穴在颞颥后发际陷中。广注：脑空下，哑门旁，平耳坠微上，大筋外发际陷中，与翳风相齐，按之引于耳间，手足少阳、阳维之会。《素注》：针四分。《明堂（甲乙）》：针三分。《铜人》：针七分，留七呼，灸七壮。《甲乙》：针一寸六分。大患风者，先补后泻；少可者，以经取之，留五呼，泻七吸，灸不及针，日七壮。一法：刺一寸五分，左透右，右透左，灸可三七壮，凌氏：带斜刺一寸，如"八"字。主中风偏枯，脊膂强痛，腰背伛偻，头风偏正，项强耳塞，眩晕衄衄，目翳赤肿，痎疟瘰疬，伤寒温病，汗不得出。

东垣曰：少阳头痛，风寒伤上，邪从外入，令人振寒头痛，身疼恶寒，治在风池、风府。安平公患偏风，甄权为针风池、肩髃、曲池、支沟、五枢、阳陵、巨虚下廉即瘥。

仲景曰：太阳病初服桂枝汤，反烦不解者，先刺风池、风府，却与桂[枝]汤则愈。

（按：此经头部，自瞳子髎至风池，凡二十六，作三折，向外而行，瞳子髎至完骨是一折；又自完骨外折，上至阳白，会睛明是一折；又自睛明上行，循临泣，至风池是一折。）

【点评】"《甲乙》：针一寸六分。大患风者，先补后泻；少可者，以经取之，留五呼，泻七吸，灸不及针，日七壮"，此录自《针灸聚英》，而原文实出自《太平圣惠方》卷九十九《针经》，故

引文出处"甲乙"当改作"明堂"。

循颈行手少阳之前，至肩上，却交出手少阳之后，入缺盆。

《要旨论》云：脑后为项，项两旁为颈，脊两旁为膂，膂上两角为肩解，胸两旁高处为膺，膺上横骨为巨骨，巨骨上为缺盆。此经前已循临泣而至风池矣，此又自风池循颈而过**天牖**穴属手少阳，在颈缺盆上，天容后，天柱前，完骨下，发际①上，手少阳脉气之所发，行手少阳脉之前，下至肩，上循**肩井**穴在肩上陷者中，缺盆上，大骨前。广注：一法以我小指按定肩突骨尖上，取中指第二节下是。手足少阳、足阳明、阳维之会。《素注》：刺五分，灸五壮。一法：针二寸五分，可灸二七壮。凌氏：针一寸。此穴入连五脏，真气所聚，不宜泻，亦不可骤深，须三度停针到穴，方无晕针之患；晕则宜针足三里，补之。主五劳七伤，颈项强，肩背痛，手臂不能举，两肩畏冷，风寒咳嗽，中风气塞，涎上不语，瘰疬瘿疬，

【点评】此引"凌氏"针法确为经验之谈，有凌氏针书之前，《太平圣惠方》引甄权《针经》有更详述的描述："针入四分，先补而后泻之。特不宜灸，针不得深，深即令人闷。《甲乙经》云：针只可五分。此膊井脉，足阳明之会，乃速入五脏。气若深，便引五脏之气，乃令人短寿。大肥人亦可倍之。若闷倒不识人，即须三里下气，先补而不用泻，须臾即平复如故。虽不闷倒，但针膊井即须三里下气大良。若妇人怀胎落讫，觉后微损手足弱者，针肩井，手足立瘥。若有灼然解针者遣针，不解针者不可遣针。灸乃胜针，日灸七壮，至一百罢。若针肩井，必三里下气。如不灸三里，即拔气上，其针膊井。出甄权《针经》"。这段文字实际上记录了针刺临床上最常见的两种不良反应：一是气胸，二是晕针。关于气胸的预后提到"乃令人短寿"，给出的解释是"此膊井

---

① 际：原在"所发"之后，据手少阳"天牖"穴正文移此。

脉，足阳明之会，乃连入五脏，便引五脏之气"。今天我们知道真正的原因是本穴下正当肺尖，刺太深易刺穿胸膜，引起气胸。据现代临床报道，针刺引起的气胸几乎九成发生于针刺肩井穴。关于晕针的反应不仅描述较详细，而且给出了处理方案，由此也可知，古人临床上很早就应用足三里穴解救晕针。关于晕针及其处理方法更详细的记载见于宋代《圣济总录》"误伤禁穴救针法"篇，可参看。

却左右交出手少阳之后，过**大椎**穴属督脉，在第一椎上陷中，手足三阳、督脉之会、**大杼**穴属足太阳，在第一椎下，两旁相去脊各一寸五分，手足太阳，少阳之会、**秉风**穴属手太阳，在肩上小髃后，举臂有空，手太阳、阳明、手足少阳之会，当秉风前，入缺盆之外。

其支别者，从耳中出走耳前，至目锐眦后。《灵枢经》无"别"字。

前经已入缺盆，此其支而别行者，从耳后颞颥间，过**翳风**穴属手少阳，在耳后陷中，按之引耳间，手足少之会之分，入耳中，过**听宫**穴属手太阳，在[耳]中，珠子如赤小豆，手足太阳、少阳之会，出走耳前，复经**听会**本经穴，在当耳门掩耳肉前陷中，而至目锐眦后**瞳子髎**本经始穴。髎者，深空之貌，穴隙之谓也之分也。

其支别者，目锐眦下大迎，合手少阳于颐，下加颊车，下颈合缺盆，以下胸中，贯膈络肝属胆。《灵枢经》：其支者，别锐眦，下大迎，合手少阳抵于颐。

《要旨论》云：蔽骨上为胸。心下为膈；肝胆，说见本经脏腑。前支已至目锐眦，此复自瞳子髎下行循**大迎**穴属足阳明，在曲颔前一寸三分陷中，足阳明脉气所发，合手少阳于颐之**颧髎**穴在面颊下廉陷中，手少阳、太阳之会，**下临颊车**穴属足阳明，在耳下八分微前，足阳明脉气所发，下颊，循本经之前，与前之入缺盆者相合，以下胸中循**天池**穴属手厥阴，在乳后一寸，腋下三寸，手足厥阴、少阳之会之外，贯膈，即**期门**穴属足厥阴，在不容旁一寸五分。直两乳第二肋端,足太阴、厥阴、阴维之会之分而络肝,下至**日月**本经穴,见后之分而属于胆也。

循胁里,出气冲,绕毛际,横入髀中。《灵枢经》《甲乙经》"气冲"皆作"气街"。

胁,胠也。腋下为胁。《骨度总录[①]》云:䯏骬之左为胁骨,共十二,小肠之分也;䯏骬之右为胁骨,共十二,大肠之分也。《要旨论》云:曲骨之分为毛际,毛际两旁动脉为气冲,腰髁骨两旁为机。机,楗骨也;楗骨之下,后为臀肉,前为髀厌,亦名髀枢。此乃自属胆之分,循胁内章门之里,出**气冲**穴属足阳明,在归来下一寸动脉宛宛中,足阳明脉气所发,绕毛际,遂横入髀厌中之**环跳**也穴在髀枢中,侧卧伸下足,屈上足取之。广注:法须令侧卧,屈伸上下足,取髀枢骨尖后一指许摇按之,当有深陷。足太阳、少阳之会。《铜人》:灸五十壮。《素注》:针一寸,留三呼,灸三壮。凌氏:直刺三寸,灸可二七壮。《指微》云:已针慎勿动摇,恐伤针也。主冷风湿痹,偏枯不遂,腰胯痛,脚膝寒。昔[仁]寿宫患脚气偏风,甄权为针环跳、阳陵、[阳辅、巨虚下廉],即能起行。此穴久痛不已,忌之。先哲云,环跳痛不已,防生附骨疽。

其直者,从缺盆下腋,循胸过季胁,下合髀厌中,以下循髀阳,出膝外廉。《甲乙经》"腋"作"掖",《铜人针经》云"以下循髀太阳",《灵枢经》《甲乙经》皆无"太"字,是。

肩下胁上为腋。《骨度总云(录)》录(云):胁骨之下为季胁。前支已自属胆处下行而横入髀厌矣,此其直者从缺盆直而下腋,循胸,历**渊液**一名泉液穴在腋下三寸宛宛中,举臂取之。广注:当腋正直量下为是。《铜人》:禁灸,灸令人生肿蚀马刀,若内溃者死,寒热者生。《明堂》:刺三分。一法:刺一分,沿皮向外一寸。主胁肋红肿,马刀挟瘿、

辄筋一名神光,一名胆募穴在液(腋)下三寸,复前行一寸着胁陷中。广注:当是渊液下三寸,仍前行向腹去一寸。一法:合蔽骨平开七寸五分三肋端,侧

---

① 骨度总录:应作"骨度统论",或作《总录·骨度统论》,下同。

卧屈上足取之。又云：合居日月上三分（此说亦与蔽骨平开合）。足太阳、少阳之会。《铜人》：灸三壮，针六分，《素注》同。一法：刺一分，沿皮向外一寸五分，可灸七壮。主胸暴满不得卧，吞酸呕汁，马刀瘰疬、

日月穴在期门旁一寸五分，直下五分。《铜人》《素注》皆云期门下五分。岂有误欤？又一说云：章门下二寸，与中脘平。足太阳、少阳、阳维之会，胆之募也。《素注》：针七分，灸五壮。一法：刺一分，沿皮向外一寸五分。主胁肋疼痛，肾气冲心，善悲多唾，言语不正。一云：最治呕宿汁吞酸，

【点评】已知期门（平不容穴）至大横的距离为6寸，则日月距期门的距离只能是一寸五分，而不能是5分。故本穴定位，应据《素问》王冰注定位于乳下第3肋端，即第7肋间。要之，胸胁部穴位定位以肋间为准，而不拘分寸。又，《针灸甲乙经》明言"腹自期门上直两乳挟不容两旁各一寸五分，下行至冲门，凡十四穴"，诸书也皆以日月与期门为同一行——腹部第4行，故曰"期门旁一寸半"者，非是。

过季胁，循**京门**一名气俞，一名气府穴在监骨，腰中挟脊季胁本。广注：一法一头齐神阙，一头齐命门，折中是穴。肾之募也。《铜人》：灸三壮，刺三分，留七呼，《素注》同。一法：刺一分，沿皮向外一寸五分。主水道不利，肠鸣洞泄，肩背畏寒，腹胀腰痛，髀枢引疼、

带脉穴在季胁下一寸八分。广注：约脐上二分，横开七寸五分。足少阳、带脉之会。《铜人》：针六分，灸五壮。《素注》同。《明堂》：灸七壮。一法：灸三七壮。主腰腹纵溶溶如囊水，逆气攻冲如筑，男子七疝偏坠，妇人月病，赤白淋沥、

（按：此带脉穴也。八脉言带脉者，起少腹之侧，季胁之下，环身一周，络腰而过，管束诸经之脉，如束带然，故曰带脉。主症如此，义可见已）

五枢穴在带脉下三寸。广注：一法云水道旁开一寸五分，腰胯䯊中。足少阳、带脉之会。《铜人》：针一寸，灸五壮。《素注》同。《明堂》：灸三壮。一法：针一寸五分，灸可三七壮。主腰背痛，曲不能伸，疝瘕寒疝，阴卵入腹，

赤白带下、

维道一名外枢穴在章门下五寸三分。广注：又法居髎上二寸五分。足少阳、带脉之会。《铜人》：针八分，留六呼，灸三壮。《素注》同。一法：针可三寸，灸三七壮。主腰腿一切痛，三焦不调，呕逆水肿、

居髎穴在章门下八寸三分，监骨上陷中。广注：合居环跳上二寸五分。足少阳、阳跷之会。《铜人》：针八分，留六呼，灸三壮。《素注》同。主瘫痪痿弱，腿脚诸疾，

入**上髎**穴属足太阳，在腰髁第一空，足太阳、少阳之络、**中髎**亦属足太阳，在腰髁第三空。足厥阴、少阳之所结会、**长强**穴属督脉，在脊骶骨端，足少阴、少阳之所结会之下，与前之入髀厌者相合，乃下循髀外，行太阳、阳明之间，历**风市**穴在腿外廉，垂手中指尽处。广注：大腿外廉两筋间，令平身垂手，取中指点到处是，与阴市相平。《甲乙经》无灸刺，□□亦失序，此穴《铜人》：针五分，灸五壮。一法：针二寸五分，灸二七壮。主中风瘫痪，顽麻冷痹，一切股膝胻足酸疼肿重，动履艰难之疾。又治浑身瘙痒，疠风恶疮、

中渎穴在髀骨外，膝上五寸分肉间陷中。广注：一本序此穴在风市之前，且云风市上一寸。（按：明取堂《明堂取》阴市在膝上三寸，垂手正面点到处是，而风市亦然，且言与阴市相平。盖阴市在正面，而风市在腿外廉也。然二市既相齐，阴市上膝止三寸，中渎上膝乃五寸，则一本之序此穴在风市前，得无是欤？考诸《灵枢》《经度》等书，自是中渎在后，其膝上五寸之说，或有误耶？宜再细考。）足少阳络，别走厥阴。《铜人》：灸五壮，针五分，留七呼。一法：可刺二寸五分，灸二七壮。主寒气客分肉间，上下攻痛，筋痹不仁，腿叉风痛连腰胯、

【点评】风市、中渎二穴下"广注"定穴法系传《窦太师针经》之误，该书所载之"风市""阴市"二穴的定位、刺灸法及主治病症皆极相似，显然有误。后人不察，既曰阴市在"膝上三寸"，又说"垂手正面点到处是"穴，将两个相差甚远的部位强注于一穴之下，更让人费解，严振所说正反映了当时医家对这种混乱的困惑不解。之所以出现这种混乱，可能是因为此二穴见于《针灸

玉龙歌》的同一首方中，注家不慎误注，而后人传讹。"经度"，见于滑伯仁《读素问钞》篇名，又见于明末王九达《黄帝内经素问灵枢经合类》第3卷总篇名，根据《循经考穴编》引用文献，此处是指后者。又，《铜人腧穴针灸图经》未载风市穴，故曰"此穴《铜人》：针五分，灸五壮"者，显有误。

阳关穴在阳陵泉上三寸，犊鼻外陷中。《千金》：一名关陵。与膝关相对，即俗名膝眼者也。《铜人》：针五分，禁灸，《素注》同。一法：横针入一寸五分，透膝关，可灸七壮。凌氏针法：此与膝关及委中三穴，刺之须使针锋相向为妙。主膝头红肿，不能屈伸，鹤膝风毒等症，

【点评】阳关穴在膝眼之外侧，此说"即俗名膝眼者也"者，非是。

出膝外廉，抵**阳陵泉**也穴在膝下一寸外廉陷中。广注：膝下胻骨外廉，辅骨(即小圆)下寸许，大筋微前陷中，蹲坐取之。足少阳所入为合土。《难经》曰：筋会阳陵泉。疏曰：筋病治此。《铜人》：针六分，留六呼，得气即泻，亦宜久留针，日灸七壮，至七七壮。《素注》：灸三壮。《明堂下经》：灸一壮。凌氏：横针一寸五分，可灸。主瘫痪痿痹，髀枢以下筋挛不得屈伸，鹤膝红肿，足胻冷，无血色，胁肋痛，遍身麻木，面头浮肿，嗌中介然。

下外辅骨之前，直下抵绝骨之端，下出外踝之前，循足跗上，入小趾次趾之间。《黄帝针经》《灵枢经》同，《甲乙经》：上出小趾次趾之端。

《骨度统论》云：胻骨之外为辅骨者，左右共二。即阳陵泉上小圆骨也。外踝上为绝骨，胻骨下为立骨，左右各有内外踝者共四。《要旨论》云：足大趾本节后歧骨上为跗。即足面也。此自阳陵泉下外辅骨前，历**阳交**穴在外踝上七寸，斜肉分三阳分属之间①。广注：《千金》

---

① 斜肉分三阳分属之间：后阳维脉注"阳交"穴同。《针灸聚英》作"斜属三阳分肉之间"，是。

云一名足髎，又名别阳。外丘当在光明直上，而阳交微在外丘里许，上对阳陵泉。阳维之郄也。《铜人》：针六分，留七呼，灸三壮。《素注》同。一法：针可二寸五分，灸二七壮。主胸满面肿，霍乱转筋，膝胻寒厥，痿痹不收、

外丘穴在外踝上六寸。广注：须令转脚跟向外，取斜缝中。少阳脉气所生。《铜人》：刺三分，灸三壮。《素注》同。一法：针二寸三分，灸二七壮。寒主(主寒)湿脚气，胸满颈疼，小儿龟胸，癫疾。又治狴犬伤而毒不去，发寒热者，速灸之、

光明穴在足外踝上五寸。广注：合阳辅上一寸，足少阳络，别走厥阴。《铜人》：针六分，留七呼，灸五壮。《素注》同。一法：针二寸五分，灸二七壮。主胻腿酸疼，不能久立，及一切目疾，虚则痿躄，坐不得起；实则足胻热，膝痛体不仁，善啮颊，

直下抵绝骨之端，循**阳辅**一名分肉穴在外踝上四寸绝骨端，如前三分。广注：去丘墟七寸。足少阳脉所行为经火，胆实泻之。《素注》：针五分，留七呼，灸三壮。《铜人》同。凌氏：直针一寸，宜灸。[主]瘫痪痿痹，筋脉拘挛，百节酸疼，痛无常处，颔疼腋肿，喉痹瘿疬，目锐眦、缺盆中痛，口苦善太息，面青喜净，寒疟，胸胁髀膝痛至踝前、

悬钟一名绝骨穴在足外踝上三寸脉中。广注：须细揣摸绝骨尖，如前三分，而高寸许是阳辅；绝骨尖间筋骨缝中是悬钟，与三阴交对。足三阳之大络也，按之而阳明脉绝则取之。《难经》曰：髓会绝骨。疏曰：髓病治此。袁氏曰：足之健步，以髓会绝骨也。《铜人》：刺六分，留七呼，灸五壮。《素注》同。《指微》云：斜针入二寸许，灸七壮。一法：横透三阴交，灸可二七壮。凌氏：横针一寸。主瘫痪，两足不收，寒湿脚气，脑疽，及浑身疮癞，胃热不嗜食，水蛊，伤寒大热不退

而下，出外踝之前，至**丘墟**穴在外踝下，如前陷者中，去临泣三寸。广注：踝骨尖下微前三分骨缝中，穴对商丘，自侠溪量上合五寸。足少阳脉所过为原，虚实皆拔之。《铜人》：灸三壮。《素注》：针五分，留七呼。一法：直刺入一寸，灸可二七壮。凌氏云：针带斜，或透申脉。主瘫痪痿软，绕跟红肿，草鞋风痛，亦主胸腹坚满，腋肿胁痛，久疟卒疝，

循足附之**临泣**穴在足小趾次趾本节后间陷中，去侠溪一寸五分。足少阳脉所注为俞木。八法：通带脉，配外关为男。《甲乙》：刺二分，留五呼，灸三壮。《素注》同。一法：刺五分，可灸七壮。主诸般足疾，胻跗湿肿，浑身水气。此穴泄水，元气不损，能使五脏通利。亦主季胁满痛，久疟寒热，缺盆、腋下马刀瘰疬，及妇人月事不利，乳痈、

地五会穴在足小趾次趾本节后间陷者中。广注：去侠溪一寸，临泣五分。《素注》：刺三分，不可灸，灸令人瘦，不出三年死。主足背红肿，眼目赤疼、

侠溪穴在足小趾次趾歧骨间，本节前陷中。足少阳脉所溜为荥水，胆实泻之。《素注》：针三分，留三呼，灸三壮。《明堂》：灸七壮。一法：可三七壮。主足背红肿，五趾拳挛，趾罅湿烂，足心发热，四肢浮肿，胁肋疼痛。亦主颔肿耳聋，目外眦赤，胸痛无常。

东垣曰：先[师]洁古苦头痛，发时两颊青黄，眩运，目不能开，懒言身重，兀兀欲吐，此属厥阴、太阴合病，名曰风痰。灸侠溪，服《局方》玉壶丸愈，

乃上入小趾次趾之间，**至窍阴而终也**穴在足小趾次趾端，去爪甲如韭叶。广注：足第四趾外侧端，去爪角如韭许也。足少阳脉所出为井金。《素注》：针一分，留一呼。《甲乙》：留三呼，灸三壮。一法：刺一分，沿皮向后二(三)分。主耳聋胁痛，梦魇转筋，胆热多睡，宜泻；胆寒不寐，宜补。经曰：少阳根于窍阴，结于窗笼。又曰：少阳为枢，枢折则骨繇而不安于地。故骨繇者，取之少阳，视有余不足治之。按：骨繇者，即缓而不收也。所谓繇者，摇也，病筋缓而颤掉也。当取之窍阴、窗笼也。但窗笼未有所考，岂太阳、小肠听宫欤？盖听宫者，手足太阳、少阳之会也。(考诸王日逵《灵枢·根结篇》注云：手太阳经天窗穴，一名窗笼。未知是否。)

【点评】《黄帝内经太素·经脉标本》曰："足少阳之本，在窍阴之间，标在窗笼之前。窗笼者，耳也"。杨上善注曰："足少阳脉为根在窍阴，其末上出天窗，支入耳中出走耳前，即在窗笼之前也，以耳为身窗舍，笼音聋，故曰窗笼也"。顾炎武认为

"窗笼"二字乃"聪"的反切字。又,《黄帝明堂经》曰"天窗,一名窗笼",《外台秘要》等也写作"窗聋",盖以此穴主治"耳鸣,耳聋无闻"之耳部病症也。

其支别者,从跗上入大趾,循歧骨内,出其端,还贯入爪甲,出三毛。《灵枢经》《甲乙经》皆云:其支者,别跗上,入大趾之间,循大趾歧骨内,出其端,还贯入爪甲,出三毛。

《要旨论》云:足大趾甲后为三毛,三毛后横纹处为聚毛,亦名丛毛。前其直者,从缺盆下合髀厌而出,循膝踝,循跗,以入小趾次趾间矣。此其支者,又自足跗上临泣穴,支而别行入于足大趾,循歧骨内,出其端,还贯爪甲,出三毛,以交于足厥阴。故足厥阴肝经起于足大趾聚毛之上也。

是动则病口苦,善太息,心胁痛,不能转侧,甚侧面微有尘,体无膏泽,足外反热,是为阳厥。是主骨所生病者:头痛颔痛,目锐眦痛,缺盆中肿痛,腋下肿,马刀挟瘿,汗出振寒,疟,胸胁肋髀膝外至胫绝骨外踝前及诸节皆痛,小趾次趾不用。为此诸病,虚则补之,实则泻之,热则疾之,寒则留之,陷下则灸之,不盛不虚,以经取之。盛者,人迎大一倍于寸口;虚者,人迎反小于寸口也。

肝脏

肝者,将军之官,决断行焉。附着于脊之第九椎,其治在左,其脏在右,居肾之前,并胃。罢极之本,魂之居也。其华在爪,其充在筋,以生气血,为阳中之少阳,通于秋(春)气。其合筋也,其主肺也。

肝气通于目,目和则知五色矣。人卧则血归于肝,目受血而能视,足得血而能行,掌[受]血而能握,指得血而能摄。

肝青象木,木得水而浮,肝得水而沉,何也?然,肝者,非为纯木也，乙角也。大言阴与阳，小言夫与妇，释其微阳，而吸其微阴之气，其意乐金，又行阴道多，故令肝得水而沉，妻从夫也。肝热而反浮者，乙当归甲，极而反也。肝有两叶何也？然，者肝（肝者），东方木也，春也。万物始生，其尚幼小，意无所亲，去太阴尚近冬，离太阳不远夏，犹有两叶，亦应木也。

肝气绝，则筋缩引卵与舌卷。肝者，筋之合，筋聚于阴器，而络于舌本。故脉不荣则筋急，筋急则引卵与舌，故舌卷缩者，筋先死，庚日笃，辛日死。

足厥阴之经

是经多血少气，丑时气血注此。受足少阳之交，从足走腹，左右共二十六穴。

足厥阴之脉，起于大趾聚毛之上，循足跗上廉，去内踝一寸。《灵枢经》《甲乙经》皆云：起于大趾丛毛之际，上循足跗上廉。

《要旨论》云：足大趾爪甲后为三毛，横纹后为聚毛，亦名丛毛。去，相去也。《骨度统论》云：胻骨下为立骨，左右各有内外踝骨。足厥阴起于大趾聚毛之**大敦**穴在足大趾端，去爪甲如韭叶。广注：一云取如厉兑，内侧为隐白，外侧为大敦。足厥阴脉所出为井木。《铜人》：针三分，留十呼，灸三壮。《素注》同。《千金》云：刺一分，沿皮向后三分，灸二七壮。主七疝木肾，竖疝偏坠，小儿遗尿，妇人血气冲心，血崩阴挺，及中风不省人事，尸厥状如死人，

【点评】此引《千金》刺灸法文字实见于《窦太师针经》，据《循经考穴编》引文通例，引文出处当标作"一法"二字。

历**行间**穴在足大趾间动脉应手。广注：大趾次趾歧缝间，足厥阴脉所溜为荣火，肝实泻之。《铜人》：刺一分，留六呼，灸三壮。《素注》同。主目疾红

肿泪出，膝头红肿疼痛，干湿脚气，趾蹿肿烂，癫厥惊痫，呕逆转筋，善怒胁痛，妇人经血不止。经曰：邪在肝，则两胁中痛，寒中，恶血在内，则䐃善瘈，节时痛，取之行间，以引胁下，补三里，以温胃中，取血脉，以散恶血，取耳间青脉，以去其瘈。洁古治前阴臊臭，用此穴及少冲，说见心经。按《难经》谓肝臭臊，心臭焦，脾臭香，肺臭腥，肾臭腐，五脏各有臭，而皆主于心，故泻行间为治本，泻少冲为治标。治腋臭当亦同此法，腋下之穴为极泉，腋臭亦属臊，药用柴胡、草龙胆、车前子、黄连以泻心与肝二经也，

循足跗上廉，至**太冲**穴在足大趾本节后二寸，动脉陷中。广注：行间后二寸，骨蹿动脉间也。足厥阴脉所注为俞土。《素问》云：女子二七太冲脉盛，月事以时下，故能有子。凡诊病人太冲脉有无，可决死生。《铜人》：针三分，留十呼，灸三壮。一法：针五分，禁灸。《素注》：[针]三分，灸三壮。《经神集》：直针三分。主心痛脉弦，腰引少腹痛，两丸骞缩，胸胁支满，癃淋癫疝，内踝前痛，行步艰难，女子漏下不止。又治脚气红肿，宜弹针出血；脚软无力，五趾拘挛，宜先补后泻，

【点评】"经神集"系凌云针灸书中腧穴篇篇名，《循经考穴编》共引用8条，详见颊车穴下"点评"。

抵内踝一寸之**中封也**穴在足内踝前一寸陷中，仰而取之。广注：内踝骨尖平，过前来寸半(但于踝前来则一寸也)，弯内两筋间，伸足乃得，屈而针之。足厥阴脉所行为经金。《铜人》：针四分，留七呼，灸三壮。《素注》同。一法：针五分，灸七壮。主痿厥筋挛，阴缩小腹引痛。脚上生疮，出血为妙。

上踝八寸，交出太阴之后，上腘内廉。

腘，曲腘也。《要旨论》曰：腓肠之上，膝里曲处为腘。自中封上踝，过三阴交穴属足太阴，在内踝上三寸，足太阴、少阴、厥阴会之(之会)，循**蠡沟**一名交仪穴在内踝上五寸，与光明相对。足厥阴络，别走少阳。《铜人》：针一分，留三呼，灸三壮。《素注》同。《下经》：灸七壮。一法：直针一寸五分，灸二七壮。主癫疝，小腹满痛，或脐下积气石如(如石)，咽中不利，若有息肉。肩背拘挛，胫寒而酸，不可屈伸，女子崩滞，月事不调，男子气逆，睾

丸卒痛，实则挺长，泻之；虚则暴痒，补之、

中都一名中郄穴在内踝上七寸胻骨中。广注：与少阴相直。足厥阴之郄。《铜人》：针三分，灸五壮。《素注》同，留六呼。一法：针一寸五分，灸七壮。主肠澼癞疝，小腹痛，足下热，胫寒痹痛，不能行立。内廉红肿，泻之；脚软枯瘦，宜先补后泻。亦主妇人崩中，及恶露不净，

复上一寸，交出太阴之后，上腘内廉，循**膝关**穴在犊鼻内廉陷中。足厥阴脉气所发。《铜人》：针四分，灸五壮。《素注》：针□分。《经[神]集》：针一寸五分，与阳关针锋相透，形如"八"字。主鹤膝风痹，腰脚不能动履、

【点评】此引凌氏《经神集》曰"针一寸五分，与阳关针锋相透，形如'八'字"，阳关穴引凌氏针法曰"此与膝关及委中三穴，刺之须使针锋相向为妙"，前后呼应。又，《素注》未注膝关穴，故此曰"《素注》：针□分"者，显误。

曲泉穴在膝内辅骨下，大筋上，小筋下，屈膝得之，横纹头陷中。广注：又法，在阴谷后一寸。（按：曲泉曰大筋上，小筋下；阴谷曰大筋下，小筋上。曲泉既间处两筋之间矣，则阴谷在下，与小筋无涉矣。宜竟曰"大筋之下"为是，"小筋之上"则误也。焉有两筋而颠倒可换者乎？故前于阴谷条已僭去"小筋上"三字。若曲泉，则凌岑青先生曰：迳取膝股内侧，屈膝缝尖为是，针宜向上入寸许。）足厥[阴]脉所入为合水，肝虚补之。《铜人》：针六分，留十呼，灸三壮。《素注》同。一法：横针一寸五分，灸二七壮。主阴股痛，筋挛不可屈伸，胁支满，身目肿，小腹痛引咽喉，房劳失精，阴茎痛，下血，膝胻冷痹，女子血瘕，按之如汤沃股内。

【点评】曲泉、阴谷二穴定位文字中采用的术语相同，取穴体位也相同，只要破解一穴，另一穴也就迎刃而解。在"膝内辅骨""大筋""小筋"3个术语中，"大筋"是关键，此语一解，其余两个也随之而解。据现代解剖学知识可知，膝内侧最明显、最大的肌腱即半腱肌肌腱，其与膝外侧的股二头肌肌腱共同构成膝窝的内外侧界。古人的认识也与此完全相同。唐代王冰注《素问·

刺腰痛》曰"膝后两旁，大筋双上"，即指此二肌腱。既知经文中"大筋"为半腱肌肌腱，则"小筋"为其深层两旁的半膜肌肌腱。该肌腱较半腱肌肌腱宽，行于其深层，故于半腱肌肌腱两旁均可触及，其中内侧较外侧清晰，外侧需重按且左右拨动方可触及，故经穴注明"按之应手"（唐代杨上善注曰"应手谓按之手下觉异也"）。至于"膝内辅骨"，据《灵枢·骨度》原文，很容易判定其即是"胫骨内侧髁"。至此，曲泉、阴谷二穴的定位变得十分明确而简单。

循股阴，入毛中，过阴器，抵小腹，挟胃属肝络胆。此《灵枢经》文也，《黄帝针经》《甲乙经》皆同，惟《铜人针经》云：循股入阴中，环阴器，抵小腹，挟胃属肝络胆。

《要旨论》云：髀内为股。《习医直格》云：脐上为腹，脐下为小腹。前已交出太阴之后，上腘而至曲泉矣，此由曲泉上循股内之**阴包**穴在膝上四寸，股内廉两筋间。广注：蜷足当有槽。《明堂》云：在血海上一寸，针六分，灸七壮。《铜人》：灸三壮。《素注》刺同《明堂》。主腰尻引小腹痛，小便癃遗，两股生疮，妇人经病、

【点评】前于中府穴下"点评"已指出，《循经考穴编》在引文时每见有径引篇名而不举书名之例，例如此条中《要旨论》（全名为《素问要旨论》）他处有径引篇名"通明形气篇"之例，此下"习医直格"即《伤寒直格》第1篇篇名，全名作"习医要用直格"。又，"《明堂》云：在血海上一寸，针六分，灸七壮。《铜人》：灸三壮。《素注》刺同《明堂》"，今检"在血海上一寸，针六分"句不见于《明堂》，《素注》未注阴包穴，显有误。

五里穴在气冲直下三寸，股阴动脉中。《铜人》：针六分，灸五壮。《素注》同。主腹中热闭，不得小便，肾风阴囊湿痒、

阴廉穴在羊矢下，去气冲二寸动脉中。《铜人》：针八分，留七呼，灸三

壮。《素注》同。一法：针一寸，灸二七壮。主木肾便毒。又云：妇人绝产，未经育者，灸之能使受孕，

（按：羊矢亦穴名，一本亦序之，云在气冲下一寸，灸五壮，主气攻两胁，小腹胀急。但《灵枢》《铜人》诸书，皆不经载耳。）

【点评】最早明确将羊矢穴序于足厥阴经者，是明初刘纯《医经小学》，但未注明部位。明代医书关于此穴定位说法不一，其中定于气冲下一寸者，为《黄帝内经灵枢注证发微》。

遂当**冲门**穴属足太阴，在脐下五寸，中开四寸五分，居横骨两端，足厥阴，太阴之会，**府舍**亦属足太阴，在冲门上一寸七分，足太阴之郄之分，入阴毛中，左右相交，环绕阴器，抵小腹，而上会于**曲骨**穴属任脉，在脐下五寸，毛际陷中，足厥阴、任脉之会，**中极**亦属任脉，在脐下四寸，足三阴、任脉之会，**关元**亦属任脉，在脐下三寸，足三阴、任脉之会。自关元复循**章门**一名长平，一名胁髎穴在大横外，直季胁端，侧卧屈上足，伸下足，举臂取之。广注：侧卧屈伸上下足，以手中指点着耳坠，取肘尖尽处。一法云：脐上二寸，旁开六寸，肥人须八寸。脾之募也，足厥阴、少阳之会。《难经》曰：脏会章门。疏曰：脏病治此。《铜人》：针六分，灸百壮。《明堂》：日灸七壮，止五百壮。《素注》：针八分，留六呼，灸三壮。一法：禁针，灸二七壮。主呕吐喘急，肠鸣腹胀，二便秘涩，食饮不化，积聚贲豚，气逆攻刺胁痛，肢懈，溺多白淫。

东垣曰：气在于肠胃者，取之太阴、阳明；不下，取三里、章门、中脘。魏士珪妻病疝，自脐下上至于心皆胀满，呕吐烦闷，食饮不进，滑伯仁曰：此寒在下焦。为灸章门、气海而愈、

期门穴在直两乳第三(二)肋端，不容旁开一寸五分。广注：一法云乳旁开一寸五分，直下一寸五分，灸二七壮。《经神集》：针八分。主伤寒过经不解，胸膈膨胀，咳逆气喘，两胁疼痛，及妇人热入血室，因经水适来适断，邪乘虚入，昼则明了，夜则谵语。又治哮喘气逆，目青而呕酸水，贲豚上下。

一妇人热入血室，许学士曰：小柴[胡]已迟，宜刺期门，如言而愈。又按，太阳与少阳并病，头项强痛，或眩，如结胸状，心下痞硬者，当刺大椎第

一行(间)、肺俞、肝俞，慎不可发汗，发汗则谵语，五六日不止，当刺期门

之所，挟胃属肝，下**日月**穴属足少阳，在期门之下，胆之募。足太阴、少阳、

阳维之会之分，络于胆也。

上贯膈，布胁肋，循喉咙之后，上入颃颡，连目系，上出额，与

督脉会于巅。

肋，胁骨也。《骨度统论》曰：髑骭之左右为肋骨者，上下共二十

四；肋骨之下，为季胁骨者，左右共四；颃颡，咽本也。《灵枢经》

云：颃颡，分气之泄也。《要旨论》曰：目内廉深处为目系，头顶曰

巅。是经前已自期门、日月之分，而挟胃属肝络胆矣，此复自期门上

贯膈，行**食窦**穴属足太阴，在云门下七寸四分，[旁]开任脉六寸之外，**大包**亦属足

太阴，在渊液下三寸，脾之大络也之里，散布胁肋，上**云门**穴属手太阴，在璇玑旁

开六寸、**渊液**穴属足少阳，在腋下三寸之间，**人迎**穴属足阳明，在结喉旁开一寸五分

之外。循喉咙之后，上入颃颡，行**大迎**亦属足阳明，穴在曲颔前一寸二分、

地仓亦属足阳明，在挟[口吻旁]四分、**四白**亦属足阳明，在目瞳子直下一寸一分、**阳**

白穴属足少阳，在眉上一寸，直目瞳子之外，连目系，上出额，行**临泣**亦属足少

阳，在目直上，入发际五分之里，与督脉相会于巅顶之**百会**也。

其支者，从目系下颊里，环唇内。

前连目系上出额至巅矣，此其支者，从目系下行任脉之外，本经

之里，下颊里，环于唇口之内。

其支者，复从肝，别贯膈，上注肺。《甲乙经》云：上注肺中。

此又支而别者，复从期门属肝处贯膈，行食窦足太阴穴，见前之外，

本经之里，上注肺于(于肺)，以下行至中焦，挟中脘之分，而交于

手太阴。故手太阴肺经起于中焦也。

是动则病腰痛不可以俯仰，丈夫癫疝，妇人少腹肿，甚则嗌干，

面尘脱色。是[主]肝所生病者：胸满呕逆，飧泄狐疝，遗溺闭癃。

为此诸病，盛则泻之，虚则补之，热则疾之，寒则留之，陷下则灸

之，不盛不虚，以经取之。盛者，寸口大一倍于人迎；虚者，寸口反

小于人迎也。

督脉

督之为言，都也，八脉之长也，为阳脉之都纲，而总督诸脉于后者也。启玄子曰：督与任一源而二歧。督则由会阴而行背，任则由会阴而行腹。人身之有任督，犹天地之有子午也。人身之任督，以腹背言；天地之子午，以南北言，可以分可以合者也。分之以见阴阳之不杂，合之以见浑沦之无间，一而二，二而一者也。

督脉之经

是经起长强，终龈交，贯脊上巅，下鼻柱，单行凡二十七穴。

督脉者，起于下极之腧。《难经》"腧"作"俞"。

《要旨论》曰：前阴后，后阴前，屏翳两筋之间为纂，纂内深为处（处为）下极；下极之前，男为阴廷，女为窈漏。督脉始于此，两阴之间，屏翳之处也。

并于脊里，上至风府。

《要旨论》云：脊之为骨，凡二十一椎，通项骨三椎，共二十四椎。督脉自屏翳而起，历**长强**穴在脊骶骨端。广注：须伏地而取，居骶骨端三分。督络，别走任脉，足少阴、少阳之所结会。《铜人》：针三分，留七呼，灸三壮，转针以大痛为度。《素注》：灸二七壮。《甲乙》：针二分，留七呼。《明堂》：灸五壮。主肠风脏毒，痔漏尸瘵，蠹虫疳蚀，及腰尻骨痛，小儿囟陷，

并脊里而上行，循**腰腧**一名背解，一名髓孔，一名腰柱，一名腰户穴在第二十一椎节下。广注：须挺身伏地，两手交重支额，纵舒四体，取之宛宛中。《铜人》：针八分，留三呼，泻五吸，灸七壮，止七七壮。《明堂》：灸三壮。《素

注》：刺三分，留七呼，灸五壮。主一切腰痛，脊膂强疼，淋浊溺赤，妇人月病、

阳关—名脊阳关穴在第十六椎节下，伏而取之。《铜人》：针五分，灸三壮。《甲乙》无刺灸。一法：灸二七壮。主劳损腰胯痛，遗精白浊，妇人月病带下、

命门—名属累，一名精宫穴在第十四椎节下，伏而取之。广注：大要十四椎与脐相平，当身正立平处，以直杖从地比至脐，点记杖间，随移于后，看点处为准取之。主一切虚损腰痛，脊强不能屈伸，久痔远血，男子遗精白浊，女子赤白带下。《经神集》云：灸肠风神效、

悬枢穴在第十三椎节下，伏而取之。《铜人》：针三分，灸三壮。一法：七壮。主一切聚气上下，腹中留疾，及贲豚疝气囊缩，腰脊强痛，不得俯仰、

脊中穴在第十一椎节下，俯而取之。《铜人》：针五分，得气即泻，禁灸，灸令人筋缩伛偻。《经神集》云：主癫痫，及翻胃吐血。小儿积块，亦颇灸之、

筋缩穴在第九椎节下，俯而取之。《铜人》：针五分，灸三壮。《明堂下经》：灸七壮。一法云：灸二七壮。主手足不收，或拳挛不举，怒气伤肝，皮黄气闭，癫痫瘛疭，心疼脊强、

至阳穴在第七椎节间，俯而取之。《铜人》：针五分，灸三壮。《明堂》：灸七壮。主黄疸湿热，遍身发黄，胸背引痛，寒热解㑊，体羸颈酸、

灵台—名肺底穴在第六椎节下，俯而取之。《铜人》缺症治，《甲乙》无灸。近世以治哮喘久嗽，靡不奏效。亦治背痛项强，骨蒸劳瘵，禁针、

神道—名冲道穴在第五椎节下，俯而取之。《铜人》：灸七七壮，止百壮，禁针。《明下》：灸三壮，针五分。《千金》：灸五壮。主七情过伤，健忘惊悸，痎疟往来，脊膂强痛，牙车蹉跌，痫瘛，痨瘵、

身柱穴在第三椎节下，俯而取之。《铜人》：针五分，灸七七壮。《明堂》：灸五壮。《下经》：灸三壮。主腰脊强痛，瘛疭癫痫。《难经①》曰：洪、长、伏三脉，发为风癫狂症，恶人与火，宜灸椎三(三椎)、九椎，

---

① 难经：《针灸聚英》作"难知"。

过**风门**穴属足太阳，在椎二(二椎)骨下，两旁各去一寸五分，循**陶道**穴在大椎节下，俯而取之。足太阳、督脉之会。《铜人》：针五分，灸五壮。一法：二七壮。主痎疟寒热，脊强头重，瘈疭恍惚、

大椎一名百劳，一名上杼穴在第一椎上陷中。广注：取平肩为准。手足三阳、督脉之会。《铜人》：针五分，留三呼，泻五吸，灸以年为壮。主五劳七伤，诸虚百损，骨蒸盗汗，痎疟往来，寒热咳嗽，一切项背强，肩膊急，百节酸疼，吐血失力。

仲景曰：太阳与少阳并病，颈项强痛，或眩冒，时时如结胸状，心下痞硬者，当刺大椎第一间、

哑门一名舌厌，一名暗门穴在项后发际内五分宛宛中。广注：宜仰头取之。督脉、阳维之会，入系舌本。《铜人》：针二分。《素注》：针四分，禁灸，灸令人哑，刺亦不宜深。主卒喑，舌强不得语，项强不能顾，诸阳热盛，衄血不止、

风府一名舌本穴在项后入发际一寸。广注：大筋间宛宛中，仰而取之。又法：疾言其肉立起，[言]休立下。足太阳、阳维、督脉之会。《铜人》：针三分，禁灸，灸之失音。《明堂》：针四分，留三呼。《素注》同。主中风伤风，疠风风痹，一切风疾，及头中凡头风偏正，肢体偏枯，眩运癫痫，舌缓，强颈急戾，目疾疸症，咸宜刺之。兼能提下焦之气。

岐伯曰：巨阳者，诸阳之属也，其脉连风府，故为诸阳主气。仲景曰：太阳病，初服桂枝汤，反烦不解者，先刺风池、风府，却与桂枝汤则愈。又《疟论》曰：邪客于风府，循脊而下，卫气一日[夜]大会于风府，明日日下一节。故其作晏，每至于风府则腠理开，腠理开，则邪气入，邪气入，则病作，[以此日作]稍益晏也。其出于风府，日下一节，二十五日下至骶骨，二十六日入于脊内，故日作又益晏也。《资生经》曰：风府者，伤寒所自起，古人每护之。

东垣云：少阳头痛，治在风池、风府。昔魏武风伤项急，华佗为刺此穴，立愈。

入脑，上巅循额至鼻柱，属阳脉之海也。

又自风府入脑，循**脑户**一名合颅，一名匝风穴在枕骨上，强间后一寸五分。足太阳、督脉之会。《铜人》：禁灸刺，犯之失音。《素问》云：刺脑户，中

脑立死。《明堂》：针三分。主颈项强痛，头风目泪、

强间—名大羽穴在后顶后一寸五分。《铜人》：针二分，灸七壮。《明堂》：灸五壮。主头风目眩，心烦项急、

后顶—名交冲穴在百会后一寸五分。《铜人》：灸五壮，针二分。《明堂》：针四分。《素注》：针三分。主头风眩运，如顶心痛，刺之，须泻涌泉，使上下相通，易愈也，

上巅，至**百会**穴在顶中央旋毛中，陷可容豆，去前顶一寸五分。广注：直两耳尖略退些子量上，折中取之，犹天之极星居北也，再以草度前发际至后发际，作十二寸，前五寸，后七寸，穴居其中。手足三阳、督脉之会。《素注》：针二分。《铜人》：灸七壮，止七七壮。凡灸头顶，不得顿逾七壮，以头皮薄，不能胜火，况此又为诸阳之会也。一法：刺一分，沿皮向后三分。主中风尸厥，癫痫狂邪，一切僵仆不省人事，口噤语謇，㖞斜眩运，脑漏鼻塞之症。最主脱肛偏坠，针法须用升提。昔虢太子尸厥，扁鹊取三阳五会而苏。唐高宗头痛，秦鸣鹤刺百会出血，立愈、

前顶穴在囟会后一寸五分陷中。广注：入发际内合三寸半。《铜人》：针一分，灸三（二）壮。《素注》：四分。一法：灸七壮。主头风，鼻涕眩晕、

囟会穴在上星后一寸陷中。广注：合入前发际内二寸。督之脉气所发。《铜人》：灸七壮，止七七壮，初灸病去即痛，痛则止；若是鼻窒，灸至四壮（日）当渐退，七日顿愈，针二分，留三呼，得气即泻，八岁以下不可刺，恐囟门未合也。《素注》：针四分。主脑虚寒及饮食（酒）过多，脑疼如破，头眩鼻衄，头生白屑。若真头痛，宜棱针于此穴出血、

上星穴在神庭后五分陷中。广注：入发际当一寸。《素注》：针三分，留六呼，灸五壮。《铜人》：灸七壮。一法：针一分，沿皮向上三分，灸七壮。主头面肿赤，头风脑漏，一切鼻衄鼻渊，鼻痔鼻塞，及目睛痛不能远视，头生白屑，不宜多灸，恐拔火气上冲，有妨于目也；棱针出血，能宣泄诸阳热气、

神庭穴在鼻直上入发际五分。足太阳、督脉之会。《素注》云：督脉，足太阳、阳明之会。《素注》：灸三壮。《铜人》：灸二七壮，止七七壮，禁针，针令人发狂，目失明。一法：刺一分，沿皮向上三分。主癫痫惊悸，眩运头疼，

目泪鼻渊。岐伯曰：凡欲疗风，勿令多灸，缘风性轻扬，恐火气散走也，宜七壮止。张子和曰：凡目肿目翳，宜刺神庭、上星、囟会、前顶，翳者，可使立退；肿者，可使立消，

循额至鼻柱，经**素髎**—名面[正]穴在鼻柱上端。广注：鼻准尖上也。《素注》：针三分。《外台》：针一分，禁灸①。主酒风鼻赤，鼻痔鼻疽，鼻衄不止，亦主眼丹，法须以手从堂印（印堂）按下至鼻尖数次，出血即愈、

水沟—名人中穴在鼻下人中，直唇取之。广注：一法口含水突上处是穴。督脉、手足阳明之会。《素注》：针三分，留六呼，灸三壮。《铜人》：针四分，留六呼，得气泻之，灸不及针。《下经》：灸五壮。主中风中恶，癫痫卒仆，口眼㖞斜，牙关紧急，唇吻不收，脊强腰痛，水气浮肿，及消渴引饮。凡灸须炷如雀粪。水气面肿，此穴一针，水尽即愈。《要穴补遗》云：人病脊膂强痛，癫痫狂邪，目痛，背心热，大杼骨酸疼，斯乃督脉起于下极，由尾闾并脊而上行于风府，故生是病，宜刺要穴人中、

兑端穴在唇上端。广注：唇正中赤白肉际。《明堂》云：在唇下，宜开口取之。针入一分，略斜向上，弹针出血。《铜人》：针二分，灸三壮，炷如麦。主唇反唇肿，

至**龈交**穴在唇内齿上缝中。广注：居上齿龈筋缝中，督、任、足阳明之会。《铜人》：针三分，灸三壮。主牙疳肿蚀，及两腮生疮，名枯曹（槽）风。岐伯曰：治鬼魅癫狂，宜以刀决断更佳

而终，以会任脉焉。云阳脉之海者，以人之脉络，周流于诸阳之分，譬犹水也，而督脉则为之统摄，故曰阳脉之海。

《脉经》曰：尺寸俱浮，直上直下，此为督脉也。动，若腰背强痛，不得俯仰，大人癫病，小儿风痫。《难经》曰：督之为病，脊强而厥。《金匮》曰：脊强厥者，五痉之总名，其症卒口噤，背反张而瘛疭，诸药不已，可灸身柱、大椎、陶道。

---

① 《外台》：针一分，禁灸："针一分"非《外台》之文。《针灸聚英》作"《外台》不宜灸，针一分"，是。

　　李濒湖曰：督脉虽行于背，而别络自长强走任脉者，则由小腹直上贯脐中，贯心，入喉上颐，环唇，而入于目之内眦，故显证与任冲相属。启玄子所言三歧而一源是也。《内经》八脉篇①曰：督脉为病，从小腹上冲心而痛，并于任脉者也，不得前后为冲疝，并于冲脉者也；其女子不孕，癃痔遗溺嗌干，治在骨上，甚者，在脐下营。骨上者，督之脊骨诸穴，脐下营，小腹任冲之处也。

　　又曰：督之为病，主外感风寒之邪。《内经》以为实则脊强，虚则头重。王叔和以为腰脊强痛，不得俯仰，大人癫病，小儿风痫。盖尺寸中央三部皆浮，且直上直下者，弦长之象也，故主外邪。

任脉

　　任者，妊也，为夫人生养之本，而承任诸脉于前者也。任与冲脉皆起于胞中，循脊里，为经络之海。其浮而在外者，循腹上行，会于咽喉，别而络唇口。血气盛，则肌肉热；血浊热，则渗灌皮肤，生毫毛。妇人有余于气，不足于血，以其月事数下，任冲并伤故也。任冲之交脉，不营其口唇，故髭须不生。

任脉之经

　　是经起会阴，终承浆，单行腹部中行，凡二十四穴。

　　任脉者，起于中极之下。

　　中极之下者，会阴之分也。任脉起于**会阴**穴在大便后，小便前，两阴之间。一云：玉门后，谷道前。任之别络，任、督、冲三脉所起。督由会阴而背行(行背)，任由会阴而行腹，冲由气冲而行足少阴。《铜人》：灸三壮。

---

　　① 《内经》八脉篇：《奇经八脉考》作"《素问·骨空论》"。

《素注》：刺二分。主阴中诸病，不得大小便，谷道瘙痒，久痔相通，女子经闭，阴中挺出。常器之云：病有大小便不通，服药不效将死者，气结也，针入即苏，但不可久留针。一云：溺死者，令人倒拖（驭）出水，针补是穴，尿矢出则活，余不可针，

而上行循**曲骨**穴在横骨上，中极下一寸，毛际陷者中，动脉应手。足厥阴、任脉之会。《铜人》：灸七壮，至七七壮，针二寸。《素注》：针六分，留七呼。一法：针入一寸，可灸五十壮。主七疝，木肾偏坠，小腹急痛，茎缩，阴囊湿痒，妇人赤白带下。

以上毛际，循腹里。

由曲骨以上毛际，至**中极**—名玉泉，一名气原穴在脐下四寸。膀胱之募，足三阴、任脉之会。《铜人》：针八分，留十呼，得气即泻，灸百壮，至三百壮。《素注》：针一寸二分，留七呼，灸三壮。《明堂》：针不及灸。日三七壮。一法：刺二寸五分，灸七壮。主下元虚惫，一切遗精梦泄。五淋七疝，贲豚积聚，时上冲心，小腹胀满，四肢倦怠，妇人月病带漏，转胞不得尿，产后恶露不行，胎衣不下，及犯经寒热，羸瘦无子者，三度灸，可使有子。

上循关元，至喉咙上颐，循面入目。属阴脉之海也。

上循**关元**—名次门穴在脐下三寸。小肠之募，足三阴、任脉之会，所谓下纪者是也。《铜人》：针八分，留三呼，泻五吸，灸百壮，止三百壮。《素注》：针一寸三分，留七呼，灸七壮。《明堂》：妊妇禁针，针之落胎，胎多不出，针外踝昆仑即出。一法，针二寸五分，灸可七壮，至百壮。主积冷虚乏，脐下绞痛，遗精淋浊，瘕疝贲豚，及伤寒阴症，妇人带下，经病恶露不止、

石门—名利机，一名精宫，一名丹田，一名命门穴在脐下二寸。三焦之募。《铜人》：灸二壮（日三七壮），止百壮。《甲乙》：针八分，得气即泻。《千金》：针五分。《下经》：灸五壮。《素注》：针六分，留七呼。妇人禁针灸，犯之绝育。《经神集》云：久闭精不孕者，灸之又能使宣通而有孕也。主伤寒阴症，肾囊拳缩，小腹绞痛，一切男妇老弱，下元虚冷，气逆攻冲，贲豚痕疝，崩中淋漏，水气肤肿、

气海—名下肓，一名脖胦穴在脐下一寸五分宛宛中。生气之海也，男子以藏

精，女子以盛血，灸为妙。《铜人》：灸百壮。《明下》：灸七壮。《素注》：刺一寸三分，灸五壮。主真气不足，脏气虚惫，一切气疾久不瘥，肌体羸瘦，气力衰弱，癥疝豚聚，肚疼心痛，阴症卵缩，脱阳欲死，妇人犯经羸瘦，崩带恶露不净，绕脐冷痛，小儿遗尿。亦治闪挫腰疼。浦江郑义宗患滞下，昏仆，目上视，溲注汗泄而脉大，此阴虚阳暴绝也，得之病后酒色，丹溪为灸气海而苏，仍服参膏数斤而愈、

阴交—名少关，一名横户穴在脐下一寸，当膀胱上口。三焦之募，任脉、足少阴、冲脉之会。一云：五脏之募，足三阴、任脉之会。《铜人》：针三分，得气即泻，泻即补之，灸百壮。《明堂》：灸不及针，日三[七]壮，止百壮。一法：针可二寸五分，灸七七壮。主下元虚冷，败血成块，气痛如绞，下引阴中，不得小便，丸骞疝痛，妇人崩带，绕脐冷疼，月病无子，灸三度，能令有子。亦主小儿囟陷，

行脐里，经**神阙**—名气舍，一名维会穴在脐正中央。《素注》：禁针，针之令人脐生恶疡，溲矢出者死，灸三壮。《铜人》：灸百壮。主小便不通，大便久泄，中风尸厥，不省人事。凡灸须用炒盐一撮填脐内，方可着艾。徐平仲中风不省，桃源簿为灸脐中百壮始苏；不起者，再灸百壮、

水分—名分水穴在脐上一寸，内为阑门，正当小肠下口。凡饮食入胃，至是而泌别清浊，水液入膀胱，渣滓入大肠，故曰水分。《素注》：针一寸。《铜人》：针八分，留三呼，泻五呼。一法：针一寸五分，灸可五十壮至百壮。一云：禁针，针出（之）水出尽者死。《明堂》：水病灸七七壮，至四百壮，针五分，留三呼。《资生》云：不针为是。主水病腹肿如鼓，肠鸣如雷。分阴阳，调血气，水病殊良也、

下脘穴在建里下一寸，脐上二寸，内为幽门，当胃下口，小肠上口，水谷于是入焉。足太阴、任脉之会。《铜人》：针八分，留三呼，泻五吸，灸二七壮，止二百壮。一法：针一寸五分，灸五十壮。主六腑气寒，不能转化，呕逆鼓肿，胃胀腹疼，脐下动气，块积、

建里穴在中脘下一寸，脐上三寸。《铜人》：针五分，留三呼，灸五壮，《明堂》：针一寸二分。一法，针二寸五分，灸五十壮。主腹胀身肿，肠中痛，

心疼气逆、

中脘—名太仓穴在上脘下一寸，居心蔽骨与脐之中。广注：法以草度蔽骨至脐中，折中是穴。胃之募也，手太阳、少阳、足阳明、任脉之会。是为中焦，所谓上纪者是也。经曰：腑会太仓。疏病（曰）：腑病治此。《铜人》：针八分，留七呼，泻五吸，疾出针，灸二七壮，止二百壮。《明堂》：灸二七壮至四百壮。《素注》：针一寸五分，灸七壮。一法：针二寸五分，灸五十壮至百壮。主中土停寒，腹痛腹胀，霍乱翻胃，吞酸吐酸，心痛伏梁，疟痢癖积，面色痿黄，饮食难化，一切脾胃之疾，无所不疗。

东垣曰：气在肠胃者，取之足太阴、阳明；不下，取之三里、章门、中脘。又曰：胃虚而致太阴无所禀者，手足阳明募穴中引导之、

上脘—名胃脘穴在巨阙下一寸五分，蔽骨下三寸。广注：合居脐上五寸，与中脘同属胃络脾。任脉、手太阳、足阳明之会。《素注》《铜人》俱针八分，先补后泻。如风痫热病，宜先泻后补，立愈。日灸二七壮，至百壮，未愈倍之。《明下》：灸三壮。主霍乱转筋，呕泻翻胃，奔豚积聚，肚腹疞痛，肠鸣相逐，二虫五疰、

巨阙穴在鸠尾下一寸，中脘上二寸五分。心之募也。《铜人》：针六分，留七呼，得气即泻，灸七壮，止七七壮。一法：直针入五分。主九种心疼，翻胃隔食，痰涎壅塞，吞酸吐酸，癫狂痫厥，惊悸健忘，五噎不顺，七疝冲心。若坐蓐，子上冲心昏闷者，刺此能令立苏；次补合谷，泻三阴交，胎可应针而下。或言儿手掏母心，既下，手必有针孔，此讹言也。夫人心在膈上，遮护周密，虽浊气不得上熏，况儿尚处胞中，手又何由得掏母心，此不过逆上逼近于心，若胃脘痛曰心痛者是尔、

鸠尾—名尾翳，一名𩩲骬穴在臆前蔽骨下五分。广注：若人蔽骨难得者，取歧骨下行一寸五分。任脉之别。《灵枢》云：膏之原，出于鸠尾。《素注》云：不可灸刺。《铜人》云：灸之令人少心力，针亦不可深，取气太多，能夭人，针三分，留三呼，泻五吸，肥人则倍之。《明堂》：灸三壮。此穴正当心之尽处，凡下针，须以冷水噀患者面，使其心急缩，随噀下针。《经神集》云：欲刺鸠尾，先针涌泉。主癫痫哮喘，五噎翻胃、

中庭穴在膻中下一寸六分陷者中。《铜人》：针三分，灸五壮。《素注》同。《明堂》：灸三壮。一法：灸七七壮。主胸胁支满，呕吐翻胃，咽喉噎塞，状如梅核、

膻中一名元况(儿)穴在玉堂下一寸六分陷者中。广注：自天突到此，合六寸八分，直两乳间，仰而取之，足太阴、少阴、手太阳、少阳、厥阴、任脉之会。是为上焦主气，以分布阴阳，为臣使之官。《难经》曰：气会膻中。疏曰：气病治此。《明堂》：灸七壮，止二七壮，禁针。《素注》：针三分，灸五壮。主短气哮喘，噎(噎)膈胸痛、

玉堂一名玉英穴在紫宫下一寸六分陷中，仰而取之，合天突下五寸六分。《铜人》：针三分，灸五壮。《素注》同。一法：刺入一分，沿皮向外一寸五分，灸七壮。主胸膺疼痛，咳逆喘满，呕吐逆塞，两乳肿痛、

紫宫穴在华盖下一寸六分陷中，仰而取之。广注：合天突下三寸六分，膻中上三寸二分。《铜人》：灸五壮，针三分。《素注》同。《明下》：灸七壮。主胸膺满痛，咳逆烦心，吐血，唾如白胶、

华盖穴在璇玑下一寸陷者中，仰而取之，合天突下二寸，膻中上四寸八分。《铜人》：针三分，灸五壮。《明下》：灸三壮。主哮嗽喘咳，胸满痹痛、

璇玑穴在天突下一寸，仰而取之。《铜人》：灸五壮，针三分。主胸胁满痛，上气喘咳，咽痛喉痹，胃有积气、

天突一名天瞿穴在颈结喉下二(四)寸许宛宛中，仰头取之。广注：结喉下两骨间宛宛陷中。阴维、任脉之会。《铜人》：针五分，留三呼，得气即泻，灸亦得。《素注》：刺一寸，灸五壮。《明堂》：灸五壮，针一分。一法：宜针头向下五分，不可直刺，恐伤喉管，灸七壮。主哮喘久嗽，咳逆壅塞，喉风气梗，舌脉肿急，心背相控而痛。许氏曰：此穴下针有四效，凡下针良久，觉脾磨食而针动，一效也；针破病根，觉腹中有声，二效也；觉泷然流入膀胱，三效也；觉有气散入腰肾间，四效也、

【点评】"许氏曰：此穴下针有四效……觉有气散入腰肾间，四效也"，此节转引自《针灸聚英》。原文出《针经摘英集》，从《针经摘英集》原书上下文看，此针法更合刺"足少阴经通关二

穴"的针效，而非刺天突穴的针效。

廉泉一名舌本，一名本池穴在结喉上。广注：结喉骨间中央，仰头取之。阴维、任脉之会。《铜人》：灸三壮，针三分，得气即泻。《明堂》：针二分。《素注》：向上(低针取之)，针一寸，留七呼，灸三壮。一云：禁灸。主舌强舌纵，口噤喉闭，

上颐循**承浆**一名悬浆穴在颐前唇下。广注：唇棱下宛宛中，开口取之，任、督、手足阳明之会。《素注》：针二分，留五呼，灸三壮。《铜人》：灸七壮。《明堂》：针三分，留三呼，得气即泻，徐徐引针而出，灸七壮，停四五日，灸止七七壮。若一向灸，恐伤阳明之脉，其病难愈。《经神集》云：针一分，竖针向下三分，须口衔尺，方可下针。主头项强痛，口眼㖞斜，牙关紧急，面肿龈疮，

环唇上，至**龈交**穴属督脉。在上龈缝间。督、任、足阳明之会分行，系两目下之中央，会**承泣**穴属足阳明，在目下直瞳子七分。任脉、足阳明、阳跷之会而终也。云阴脉之海者，亦以人之络脉，周流于诸阴之分，譬犹水也，而任脉则为之总任焉，故曰阴脉之海也。

经曰：任脉起胞门，行腹，是以为病：男子内结七疝，女子带下瘕聚。又曰：女子二七而天癸至，任脉通，太冲脉盛，月事以时下；七七任脉虚，太冲脉衰，天癸竭，地道不通，故形坏而无子。

《脉经》曰：寸口脉来紧细实长至关者，任脉也。动，苦少腹绕脐下，引横骨阴中切痛，取关元治之。又曰：横寸口边脉丸丸者，任脉也，苦腹中有气如指上抢心不得俯仰，拘急。又曰：上气有音者，治其缺盆中，谓天突也。紧细实长者，中寒而气结也。寸口丸丸，即动脉也，状如豆粒，厥厥动摇，是主气上冲心。

附：奇经八脉

脉有奇常，十二经者，常脉也；奇经八脉则不拘于常，故为奇

经。盖以人之气血，常行于十二经脉，其诸经满溢，则流入奇经焉。奇经有八脉：督脉督于后，任脉任于前，冲脉为诸脉之海；阳维则维络诸阳，阴维则维络诸阴，阴阳自相维持，则诸经常调；维脉之外，有带脉者，束之犹带也；至于两足跷脉，有阴有阳，阳跷得诸太阳之别，阴跷本诸少阴之别，譬圣人图设沟渠以备水潦，斯无滥溢之患，人有奇经，亦若是也。

督任二脉，自有专经，行于背腹，针灸诸书，皆与手足阴三（三阴）三阳经合称为十四经矣，其余六脉，散见于各经之穴；起止交会，虽皆历历可考，而亦未免费于检阅。故录《灵枢经》八脉篇文，明注诸穴；并采濒湖《脉考》，以便一时观览焉。王日逵父曰：附督任穴，名则十四经之穴道始全；附八脉，则人身之经脉具备，不必于他书中求之。良有以也。

【点评】此曰"故录《灵枢经》八脉篇文，明注诸穴；并采濒湖《脉考》，以便一时观览焉"，今检此篇文字录自王日逵《黄帝内经素问灵枢经合类》卷三《附奇经八脉篇》，另参合李时珍《奇经八脉考》一书而成。

冲脉者，与任脉皆起于胞中，上循脊里，为经络之海，其浮于外者，循腹上行，会于咽喉，别而络唇口。故曰冲脉者起于气冲，并足少阴之经，挟脐上，行至胸中而散，此为病，令人逆气里急。

《难经》曰：并足阳明之经，以穴考之，足阳明挟脐左右各二寸而上行，足少阴挟脐左右各五分而上行。《针经》所载，冲与任、督，同起于会阴，其在腹也，则行乎**横骨**穴在阴上横骨，宛曲如仰月中央，正当曲骨旁开一寸五分、**大赫**穴在中极旁开各一寸五分、**气穴**穴在关元旁开各一寸五分、**四满**穴在石门旁开各一寸五分、**中注**穴在阴交旁开各一寸五分、**肓腧**穴在脐中平开各一寸五分、**商曲**穴在水分旁开各一寸五分、**石关**穴在建里旁开各一寸五分、**阴都**穴在中脘旁开各一寸五分、**通谷**穴在上脘旁开各一寸五分、**幽门**穴在巨阙旁开各一寸五分，凡二十二穴，皆足少阴也，然则冲脉并足少阴之矣。

【**点评**】传世本《素问·骨空论》"并少阴之经"下新校正云："按《难经》《甲乙经》作'阳明'"。今检《太素》也作"阳明"，此也王冰所改，其在《气府论》添加冲脉气所发一节也与此相关，因其见《明堂》《中诰》腹部第一侧行穴皆曰"冲脉、足少阴之会"而作如上改编。可见，《素问》《难经》原文皆作"并阳明之经"。

《脉考》曰：尺寸中央俱牢，直上直下者，冲脉也。越人曰：冲脉为病，里（逆）气而逆（里）急。东垣曰：凡逆气上冲，或兼里急，或作躁热，皆冲脉逆也，宜补中益气汤加知、柏。王叔和曰：冲、督用事，则十二经不复朝于寸口，其人若恍惚狂痴。冲脉、督脉无异，但督脉浮而冲脉沉耳浮故主表邪，沉故主逆气里急。

阳跷脉者，起于跟中，循外踝上行，入风池，其为病也，令人阴缓而阳急。

两足阳跷之脉，本太阳之别，合于太阳，其气上行，气并相还，则为濡目，气不营，则目不合。男子数其阳，女子数其阴，当数者为经，不当数者为络也。其脉长八尺，所发之穴，生于**申脉**足太阳穴，在外踝下五分，赤白肉际，容爪甲许陷中，以**阳辅为郄**足少阳穴，在外踝上四寸，绝骨端，如前三分，直丘墟合七寸，本于**仆参**亦足太阳穴，在跟骨下赤白肉际陷中，拱足得之，与足少阴会于**居髎**穴在章门下八寸三分，合居环跳上二寸五分，又与手阳明会于**肩髃**穴在肩端上，两骨罅间宛宛中，举臂取之及**巨骨**穴在肩端两叉骨罅间，上肩髃约寸许。又与手足太阳、阳维会于**臑俞**穴属手太阳，在约（挟）肩髎后大骨下，胛上廉陷中，举臂取之，与手足阳明会于**地仓**穴属足阳明，在挟吻旁各四分。又与手足阳明会于**巨髎**亦属足阳明，在鼻孔旁开各八分，直目瞳子。又与任脉、足阳明会于**承泣**亦足阳明穴，在直目瞳子七分。以上为阳跷脉之所发也，凡二十穴，阳跷脉病者宜刺之。

《脉考》曰：寸部左右弹者，阳跷也。越人曰：阳跷为病，阴缓而阳急。王叔和曰：当从外踝以上急，内踝以上缓。又曰：寸口脉前部左右弹者，阳跷也，苦腰背痛，癫痫僵仆，恶风偏枯㿗痹体强。左右弹者，即紧脉之象也。

阴跷脉者，亦起于跟中，循内踝上行，至咽喉，交贯冲脉。此为病者，令人阳缓而阴急。病在阴则阴结急，受病者急，不病者自和缓也。

阴跷脉，少阴之别也，别于**然谷**足少阴穴也，在内踝前大骨下之后，其脉长八尺。所发之穴，生于**照海**亦足少阴穴，在内踝下四分，前后筋有（有筋），上有踝骨，下有软骨，与申脉相对，上内踝之上，以**交信**亦足少阴穴，在内踝上三（二）寸，两筋间为郄，直上循阴股入阴，上循胸里入**缺盆**肩下横骨陷中，属足阳明，上出**人迎**足阳明穴，在颈大脉动间，挟结喉旁一寸五分之前，鼻入（入鼻），属目内眦，合于太阳，与手足太阳与足阳明、阳跷会于**睛明**穴属足太阳，在目内眦头外一分许。此阴跷脉所发也，阴跷脉病者，宜取之。

《脉考》曰：尺部左右弹者，阴跷也。越人曰：阴跷为病，阳缓而阴急。王叔和曰：当从内踝以上急，外踝以上缓。又曰：寸口脉后部左右弹者，阴跷也，苦癫痫寒热，皮肤淫痹，少腹痛，里急，腰及髋髎下连阴痛，男子阴疝，女子漏下。张洁古云：跷者，捷疾也；二跷之脉，起于足，使人跷捷也。阳跷在肌肉之上，阳脉所行，通贯六腑，主持诸表；阴跷在肌肉之内，阴脉所行，通贯五脏，主持诸里。

阳维维于阳，其脉起于诸阳之会，与阴维皆维络于身。若阳不能维于阳，则溶溶不能自收持。阳维为病，苦寒热。

阳维之脉，别于**金门**足太阳穴，在外踝下，贴踝陷中，居丘墟之后，申脉之前，以**阳交**足少阳穴，在外踝上七寸，斜肉分三阳分属之间为郄，与手足太阳及阳跷会于**臑俞**手太阳穴，在挟肩髎后大骨下，胛上廉陷中，举臂取之，与手足少阳会于**天髎**手少阳穴，在肩缺盆中，上毖骨之际陷[者]中，又会于**肩井**亦足少阳穴，在缺盆上，大骨前，肩上陷者中。其在头也，与足少阳会于**阳白**穴在眉正中上一寸，直目瞳子，上于**本神**亦足少阳穴，在神庭平开三寸及**临泣**亦足少阳穴，在目直上，入发五分。令人上视取之，上至**正营**亦足少阳穴，在临泣后三寸，循于**脑空**亦足少阳穴，在正营后三寸，挟玉枕骨下陷中，下至**风池**亦足少阳穴，在平耳坠后微上，大筋外之发际陷中，其与督脉会，则在**风府**穴在项后入发际一寸，大筋宛宛中，仰而正取之及**哑门**亦督脉穴，在项后发际内五分，下风府五分。阳维为病，苦寒热者，谓阳维行诸阳而主卫，卫为气，气居表，故苦寒热。此阳维脉气所发也，凡二十四穴。

《脉考》曰：尺内斜上至寸者，阳维也。叔和曰：苦肌肉痹痒，皮肤痛，下部不仁，汗出而寒，癫仆羊鸣，手足相引，甚者不能言。

阴维维于阴，其脉起于诸阴之交。若阴不能维于阴，则怅然失志。阴维为病，苦心痛。

阴维脉气所发者，阴维之郄，名曰**筑宾**足少阴穴，在内踝上六寸际，腨肉分间，与足太阴会于**腹哀**穴在脐上三寸五分，中开四寸五分、**大横**亦足太阴穴，在脐中平开四寸五分。又与足太阴、厥阴会于**府舍**亦足太阴穴，在脐下一寸三分，中开四寸五分、**期门**足厥阴穴，在乳旁一寸五分，直下一寸五分。与任脉会于**天突**穴在结喉下，两骨间宛宛中、**廉泉**亦任脉穴，在结喉骨尖中央，仰头取之。阴维为病，苦心痛者，谓阴维行诸阴而主营，营为血，血属心，故苦心痛。怅然失志，不能自收持者，盖阴阳相维，则营卫和谐；营卫不谐，则怅然失志，不能自收持矣。此阴维脉气所发，凡十二穴也。

《脉考》曰：尺外斜上至寸者，阴维也。王叔和曰：苦癫痫僵仆失音，肌肉痹痒，汗出恶风，身洗洗然也。又曰：阴维脉沉大而实，主胸中痛，胁下满，心痛；脉如贯珠者，男子胁下实，腰中痛，女子阴中痛，若有疮。

带脉者，起于季胁，回身一周。其为病也，腰腹纵容，如囊水之状。

纵容，无力之貌，此各以其经脉所过而言之。其脉气所发，在季胁下一寸八分，穴名带脉_{穴属足少阳，在脐上约二分，横开七寸五分。}以其围身一周，有如带然，又与足少阳会于维道_{亦足少阳穴，在脐下三寸三分，旁开六寸，合居章门下五寸三分，居髎上三寸五分。}此带脉所发，凡四穴也。

《脉考》曰：关部左右弹者，带脉也。越人曰：带之为病，腹满，腰溶溶如坐水中_{溶溶，即纵容之意。}《明堂》曰：女人少腹痛，里急瘛疭，月事不调，赤白带下。杨氏曰：带脉总束诸脉，使不妄行，如人束带而前垂。此脉若固，即无带下漏经之症矣。

李时珍曰：人身有经脉络脉，直行曰经，旁支曰络，经凡十二，手之三阴、三阳，足之三阴、三阳是也；络凡十五，乃十二经各有一别络，而脾又有一大络，并任、督二络，为十五也。共二十七气，相随上下，如泉之流，不得休息。阴脉营于五脏，阳脉营于六腑，阴阳相贯，如环无端。其流溢之气，入于奇经，转相灌溉。奇经凡八脉，不拘制于十二正经，无表里配合，故谓之奇。盖正经犹沟渠，奇经犹河泽；正经脉之（之脉）隆盛，则溢于奇经。故秦越人比之"天雨[降下]，沟渠满溢，雾霈[妄行，流于]河泽"，此《灵》《素》未发之旨也。又曰：阳维起于诸阳之会，由外踝而上行于卫分；阴维起于诸阴之交，由内踝而上行于营分，所以为一身之纲维也。阳跷[起]于跟中，循外踝上行于身之左右；阴跷起于跟中，循内踝上行于身之左右，所以使机关之跷捷也。督脉起于会阴，循背而[行]于身之后，为阳脉之总督，故曰阳脉之海。任脉起于会阴，循腹而行于身之前，为阴脉之承任，故曰阴脉之海。冲脉起于会阴，挟脐而行，直冲于上，为诸脉之冲要，故曰十二经脉之海。带脉则横围于腰，状如束带，所以总约诸脉者也。是故阳维主一身之表，阴维主一身之里，以乾坤言也；阳跷主一身左右之阳，阴跷主一身左右之阴，以东西言也；督主身后之阳，任、冲主身前之阴，以南北言也；带脉横束诸脉，以六合言也。

张紫阳云：冲脉在风府穴下，督脉在脐后，任脉在脐前，带脉在腰；阴跷脉[在]尾闾前，阴囊下，阳跷脉在尾闾后二节；阴维脉在顶前一寸三分，阳维脉在顶后一寸三分。凡人有此八脉，俱属阴神闭而不开，惟神仙能以阳气冲开，故得能道。八脉者，先天大道之根，一气之祖。采之惟在阴跷为先，此脉才动，诸脉皆通。阴跷一脉，散在丹经，其名颇多，曰天根，曰死户，曰复命关，曰生死根，有神主之，名曰桃康。上通泥丸，下彻涌泉，倘能知此，使真气聚散皆从此关窍，则天门常开，地户永闭。尻脉周流于一身，和气自然上朝。阳长阴消，水中火发，雪里花开，身体轻健，容衰返壮，嘿嘿昏昏，如醉如痴。要知西南之乡，在坤地尾闾之前，膀胱之后，小肠之下，灵龟之上，乃天地逐日所生气根，产铅之地也。

附 图[1]

五脏正面图

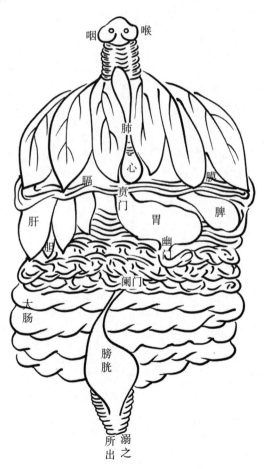

五脏正面图

---

[1] 附图：原脱，据目录补。

五脏背形图

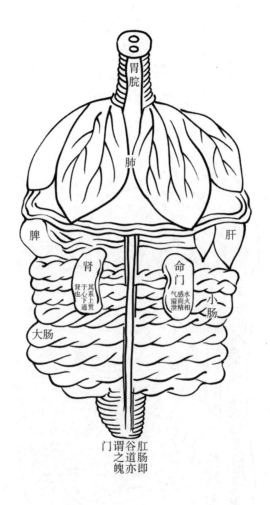

脏腑内景之图

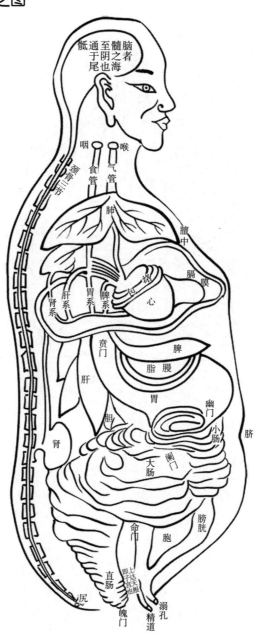

心系七节，七节之旁中有小心，以肾系十四椎下，由下而上六节也。

气海膈膜之图

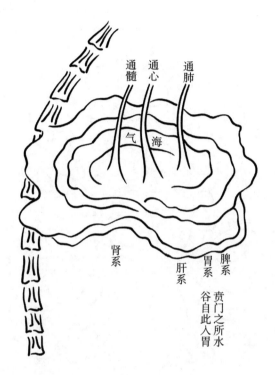

其膜贯膈通脊髓连脏腑。

阑门水谷泌别之图

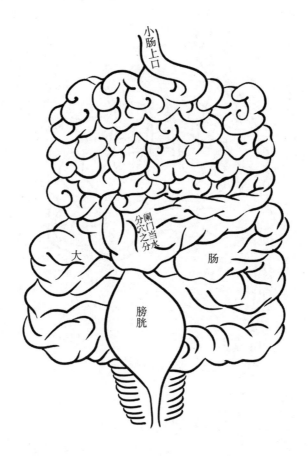

小肠下口，大肠上口，阑门在焉，为水谷泌别之关，清渗膀胱，浊归大肠。

欧希范五脏图

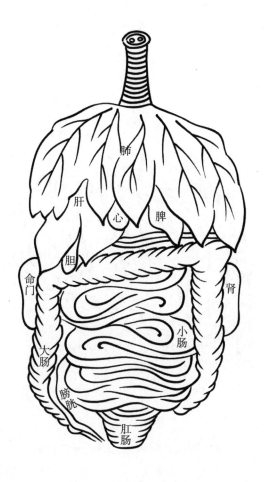

肺右侧之图

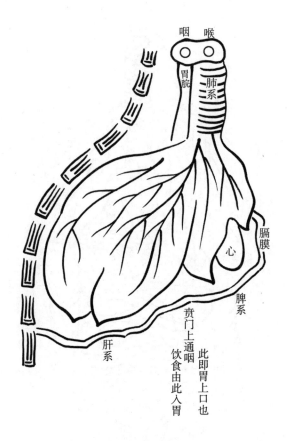

肺附于第三椎下，有膈膜与肾脊胁周回相着，不使浊气上熏。

右肾命门之图

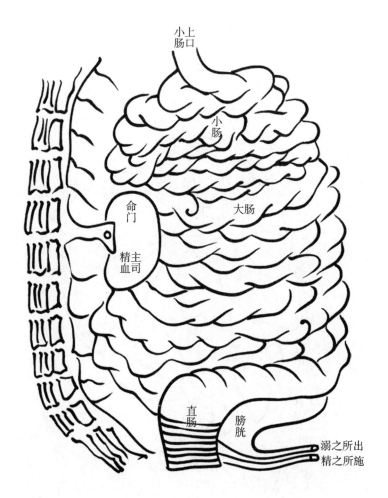

脊髓上贯于脑，故曰脑者髓之海。

五脏总系于心之图

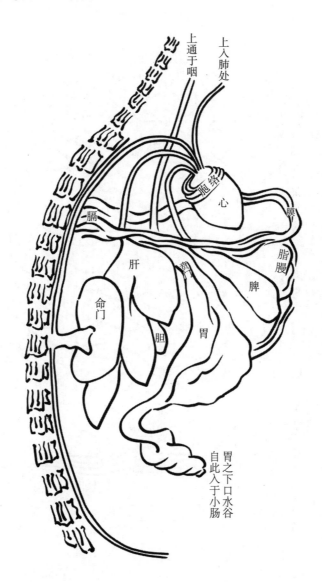

伏人骨度部位图

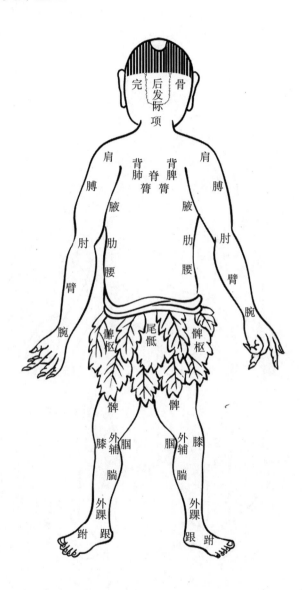

伏人尺寸图

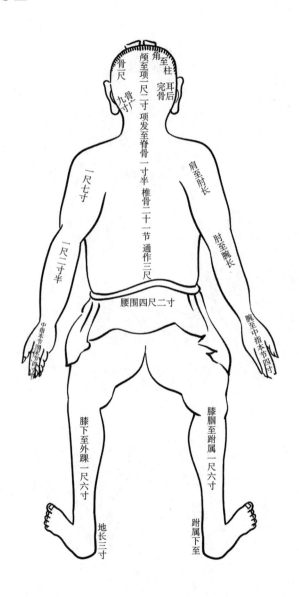

仰人骨度部位图

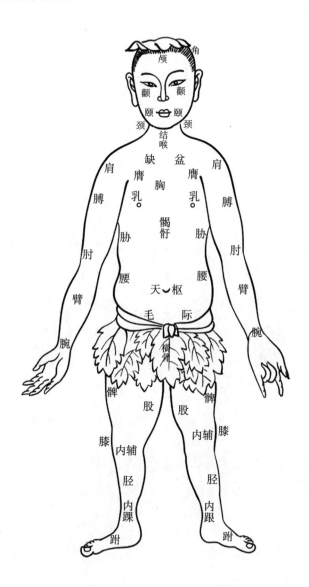

仰人尺寸图

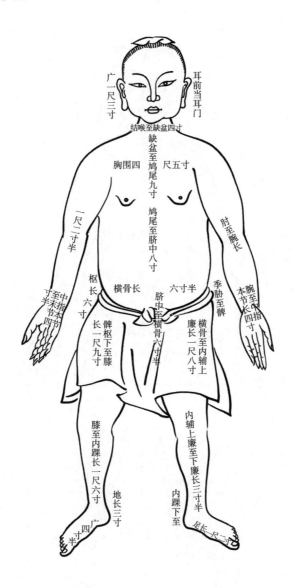

背部穴图

除背三寸	除背寸半	椎道	（脊柱）	除背寸半	除背三寸
	大	大椎	① 杼	杼	分
附	风	陶道	② 门	门	户
魄	肺	身柱	③ 俞	俞	俞
膏肓	厥阴	神道	④ 俞	俞	堂
神	心	灵台	⑤ 俞	俞	谑
谑	督	至阳	⑥ 俞	俞	关
膈	膈		⑦ 膈俞	俞	
			⑧		
魂	肝	筋缩	⑨ 俞	俞	门
阳	胆		⑩ 俞	俞	纲
意	脾	脊中	⑪ 俞	俞	舍
胃	胃		⑫ 俞	俞	仓
肓	三焦	悬枢	⑬ 俞	俞	门
志	肾	命门	⑭ 俞	俞	室
	气海		⑮ 俞	俞	
	大肠	脊阳	⑯ 俞	俞	
	关元		⑰ 俞	俞	
	小肠		⑱ 俞	俞	
胞	膀胱		⑲ 俞	俞	肓
秩	中膂		⑳ 俞	俞	边
	白环	腰长	廿一 俞	俞	
	上		骶	俞强	髎
	次		八髎宜	髎
	中		遵明堂	髎
	下		位图	髎

腹部穴图

胸部（每行两侧标注"二寸"，外缘标注"六寸"）

二寸	二寸	二寸	天突	二寸	二寸	二寸
云	气	俞	璇玑	府	户	门
中	库	彧	华盖	中	房	府
周	屋	神	紫宫	藏	翳	荣
胸	膺	灵	玉堂	墟	窗	乡
天	乳	神	膻中	封	中	溪
食	乳	步	中庭	廊	根	窦

（中央各穴之间标注"六寸"；左右外缘标注"寸六寸六寸六寸六寸六"）

上腹部（每行两侧标注"寸半"，中央上端"鸠尾·此下"）

寸半	寸半	寸半	鸠尾	寸半	寸半	寸半
期	不	幽	巨阙	门	容	门
日	承	通	上脘	谷	满	月
	梁	阴	中脘	都	门	
腹	关	石	建里	关	门	哀
	太		下脘		乙	
	滑	商	水分	曲	肉门	

（左右外缘标注"五分""一寸半"；中央各穴间标注"一寸""二寸"）

下腹部（每行两侧标注"一寸"，中央上端"脐·神阙"）

一寸	一寸	一寸	神阙（脐）	一寸	一寸	一寸
大	天	肓	神阙	俞	枢	横
腹	外	中	阴交	注	陵	结
府	大	四	气海	满	巨	舍
冲	水	气	石门	穴	道	门
	归	大	关元	赫	来	
	气	横	中极	骨	冲	
			曲骨			

（左右外缘标注"三寸半""一寸半""二寸""一寸"；中央各穴间标注"五分""五分""一寸"；中央下端"会阴"）

背部图八髎穴辨

此图于背部之穴，可谓井井，独八髎穴非是。取八髎法之（之法），当以《明堂》为正。《明堂图位》云：上髎在十七椎骨间，各开五分，次髎在十八椎，中髎十九椎，下髎则在二十椎骨间，各开五分也。《铜人》云：腰髁骨下挟脊一寸，说亦相符。而诸书序八髎，皆居会阳之前。夫会阳在阴尾骨两旁。《素问·刺腰［痛］论》云："刺腰尻交者"。注云：谓腰髁与尻骨相接之处。盖挟脊两旁，各有骨空是也。今如此图，则是以八髎居会阳之下，而处臀髀之间矣，岂非误乎？《千金》云：八髎者，在腰目下三寸，挟脊相去各四寸，两旁各有四穴，故名八髎。四寸者，谓除脊而各开一寸五分，连脊则四寸也。如是则此法自大杼以下皆然，况大杼两行，每椎旁各有俞穴居之；所空者，惟八椎之下耳。八髎又何所居乎？或者又云：八髎即诸俞骨节中有空处是，上髎在十一椎两旁，各开一寸五分，即脾俞；次髎在十七椎两旁，即膈俞；中髎在第椎五（五椎）两旁，即心俞；下髎在第三椎两旁，即肺俞，则无谓甚矣。故曰：取八髎之法，惟当以《明堂》为正也。况八髎专治腰痛，足见《明堂》《铜人》之言为可信，而心肺诸俞之说，益为无稽也。

严振识

膺腹部穴图辨

此图于腹部之穴，亦可谓详矣，然有说焉。如任脉之中庭至华盖，直量相去皆一寸六分，而华盖上璇玑，璇玑上天突，实皆一寸耳。肾经步自（自步）廊上至俞府，胃经自气户下至乳根，直量亦皆一寸六分。乃又云：气户平俞府，俞府平璇玑，库房平或中，或中平华盖，其误在华盖、璇玑之皆一寸六分欤，抑一寸六分之有误欤？今若准平华盖、璇玑之说，则气、库、俞、或八穴，不得皆云寸六矣；若准皆寸六之说，则又不得云平华盖、璇玑矣。然肺经之中府、云门相去止一寸，而诸书亦皆以中府平华盖，云门平璇玑取之，则气、库、俞、或亦当平华盖、璇玑而取如中府、云门耶，亦各适其所适耶？夫经穴之有疏密，犹溪谷之有远近，道里岂必画一。考诸《铜》原《素》文（《素》原文），亦皆言气户旁开于俞府，俞府旁开于璇玑，然则是皆一寸六分云，姑存之而弗论焉可也。此膺部之辨也。

巨阙上上脘一寸五分，下蔽骨亦一寸五分；鸠骨在蔽骨下五分，若蔽骨难得者，取歧骨下一寸五分，此古人成法也。图中乃皆以一寸概之，且云肾穴自横骨上至幽门，直去皆一寸，是亦欲以任脉诸穴平之邪！考诸诸书，皆以商曲平水分，阴都平建里，而空下脘之旁，是有二寸者在焉；又以幽门平巨阙，是有寸半者在焉。否则幽门当下巨阙五分而平开矣。胃经不容亦然。胃穴自承满至滑肉门，相去皆一寸，与任脉诸穴相平无疑也，此腹部之辨也。

任脉在少腹以曲骨至脐为中（中为）五寸，而肾穴之横骨则平曲骨也，大赫则平中极也，气穴则平关元也，四满则平石门也，中注则平阴交也，肓俞则平神阙也，皆无可议者也。

胃穴自天枢平神阙而下，则外陵为阴交平开，大巨为石门开平（平开），水道为关元平开；水道下二寸为归来，在曲骨平开；又下一寸，为气冲。气冲虽所处极卑，然在横骨两端动脉宛宛中，犹然腹部穴也。乃此图位置则以水道下大巨三寸，遂致归来又下二寸，气冲又下一寸，而归来、气冲竟处于阴股间矣。虽有所本《素注》如此，我不敢谓是也。

至于脾经之穴自冲门上行，而在膺腹部者凡九穴，冲门上至腹哀五穴，两旁开中皆四寸五分，是脾脉开胃脉二寸五分也，此云一寸者何也？凡取此五穴，当以大横平神阙为准，大横而直下五寸为冲门，其平在曲骨；三寸三分为府舍，其平在关元下三分；一寸三分为腹结，其平在气海上二分；大横而直上三寸五分为腹哀，其平在中脘、建里之间也，此脾穴之在腹部者也。其在膺部者尚四穴，食窦、天溪、胸乡、周荣也。以言其平，则食窦平中庭，天溪平膻中，胸乡平玉堂，周荣平紫宫。自周荣而更上寸六，则肺之少（中）府也；自周荣而向外下行，则脾之大包也，大包居渊液下三寸，当腋直下六寸，以其系腋下，图中故不及之。此脾穴在膺腹部之辨也。

又有期门者，足厥阴穴也，居不容旁一寸五分，然古法则有以乳开寸五，而直下寸五取之；日月者，足少阳穴也，在腹哀上一寸五分，而取平于上脘，然古法则有以期门旁一寸五分，直下五分取之；章门者，亦足厥阴穴也，在下脘平开六寸，腹部也，而此图又何不及之。

或曰：子言缕析矣，然则斯图之存，适以存疑，盍废诸？否则厘而正之曰：者图（图者）像似而已，不过写夫规模大略，其经权玄妙，固难刻画拘也。惟能寤斯道，而心明手熟，庶不致毫厘千里耳。存之正足以相明，又何必改之。

严振漫翁氏识

【点评】本篇及上篇"背部图八髎穴辨"系严振的两篇专论，考证论述了始见于明代何柬《医学统宗》、徐春甫《古今医统》的"背部穴图""腹部穴图"中的错误，集中体现了严氏在腧穴定位上的学术观点。